Ética, Tecnologia e Direito

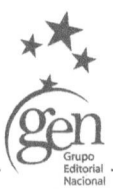

O GEN | Grupo Editorial Nacional – maior plataforma editorial brasileira no segmento científico, técnico e profissional – publica conteúdos nas áreas de concursos, ciências jurídicas, humanas, exatas, da saúde e sociais aplicadas, além de prover serviços direcionados à educação continuada.

As editoras que integram o GEN, das mais respeitadas no mercado editorial, construíram catálogos inigualáveis, com obras decisivas para a formação acadêmica e o aperfeiçoamento de várias gerações de profissionais e estudantes, tendo se tornado sinônimo de qualidade e seriedade.

A missão do GEN e dos núcleos de conteúdo que o compõem é prover a melhor informação científica e distribuí-la de maneira flexível e conveniente, a preços justos, gerando benefícios e servindo a autores, docentes, livreiros, funcionários, colaboradores e acionistas.

Nosso comportamento ético incondicional e nossa responsabilidade social e ambiental são reforçados pela natureza educacional de nossa atividade e dão sustentabilidade ao crescimento contínuo e à rentabilidade do grupo.

Jacob Pinheiro **Goldberg**
Flávio **Tartuce**

Ética, Tecnologia e Direito

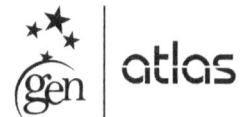

- Os autores deste livro e a editora empenharam seus melhores esforços para assegurar que as informações e os procedimentos apresentados no texto estejam em acordo com os padrões aceitos à época da publicação, e todos os dados foram atualizados pelos autores até a data de fechamento do livro. Entretanto, tendo em conta a evolução das ciências, as atualizações legislativas, as mudanças regulamentares governamentais e o constante fluxo de novas informações sobre os temas que constam do livro, recomendamos enfaticamente que os leitores consultem sempre outras fontes fidedignas, de modo a se certificarem de que as informações contidas no texto estão corretas e de que não houve alterações nas recomendações ou na legislação regulamentadora.

- Fechamento desta edição: *06.10.2023*

- Os autores e a editora se empenharam para citar adequadamente e dar o devido crédito a todos os detentores de direitos autorais de qualquer material utilizado neste livro, dispondo-se a possíveis acertos posteriores caso, inadvertida e involuntariamente, a identificação de algum deles tenha sido omitida.

- **Atendimento ao cliente: (11) 5080-0751 | faleconosco@grupogen.com.br**

- Direitos exclusivos para a língua portuguesa
  Copyright © 2024 by
  Editora Atlas Ltda.
  Uma editora integrante do GEN | Grupo Editorial Nacional
  Travessa do Ouvidor, 11 – Térreo e 6º andar
  Rio de Janeiro – RJ – 20040-040
  www.grupogen.com.br

- Reservados todos os direitos. É proibida a duplicação ou reprodução deste volume, no todo ou em parte, em quaisquer formas ou por quaisquer meios (eletrônico, mecânico, gravação, fotocópia, distribuição pela Internet ou outros), sem permissão, por escrito, da Editora Atlas Ltda.

- Capa: Daniel Kanai

- **CIP – BRASIL. CATALOGAÇÃO NA FONTE.
  SINDICATO NACIONAL DOS EDITORES DE LIVROS, RJ.**

G564e
Goldberg, Jacob Pinheiro

Ética, tecnologia e direito / Jacob Pinheiro Goldberg, Flávio Tartuce. – 1. ed. – Barueri [SP] : Atlas, 2024.

ISBN 978-65-5977-560-6

1. Direito e ética – Inovações tecnológicas. I. Tartuce, Flávio. II. Título.

23-86501   CDU: 340.12

Gabriela Faray Ferreira Lopes – Bibliotecária – CRB-7/6643

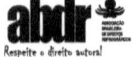

Dedico para o meu filho Flavio Henrique Elwing Goldberg, que realiza com talento genial os ideais de Justiça.
Jacob Goldberg

Dedico este livro à minha família, especialmente à Leia, Laís, Enzo e Pietro. Muito obrigado por me transformarem pelo amor, cada vez mais.
Flavio Tartuce.

APRESENTAÇÃO

Esta obra é composta por reflexões que se perpetuam no tempo e nunca ficarão desatualizadas. Foi primeiramente publicada em 1968, por Jacob Pinheiro Goldberg, refletindo o ápice da *euforia tecnológica* do século XX.

Cinquenta e cinco anos depois, tais reflexões passaram a dialogar com a doutrina civilista de Flávio Tartuce, que um dia encontrou o livro em uma mesa e ficou impressionado com a sua *atualidade profética*.

O trabalho está dividido em três partes, como o original, com a abordagem de reflexões éticas, psicológicas e jurídicas sobre *Sociedade, Comunicação* e *Consequências da Guerra*.

A primeira parte inicia-se com a análise da chamada *"era atômica"*. Uma das grandes transformações que a sociedade sofreu nos últimos anos foi a decorrente da tecnologia atômica e dos seus riscos, surgindo daí a possibilidade de aplicação da responsabilidade civil objetiva para esses casos. Os grandes riscos e suas consequências ainda hoje são objeto de reflexão do Direito Civil e de outros ramos jurídicos, especialmente em caso de desastres de grandes proporções.

Em seguida, passa-se à análise de tecnologias que impactam relações sociais, como as plataformas de redes sociais e a inteligência artificial. Aborda-se, inclusive, o problema da superficialidade do conhecimento, da leitura e do diálogo, o que tem implicado desinformações graves com riscos à toda a coletividade.

A questão da liberdade também é apreciada na obra, sendo tema da mais alta relevância e com deslindes diversos para as democracias contemporâneas, sobretudo pelo desenvolvimento das redes sociais. O livro, no seu texto original e também nos diálogos mais recentes – identificados com as iniciais FT, do segundo coautor –, aborda os anseios totalitários que se manifestaram ao longo das décadas e, ainda hoje, perpassam em diversas manifestações, especialmente nos meios digitais.

Isso se dá pela marca da realidade *pós-moderna hipercomplexa*, também analisada pelos autores. As bases dogmáticas sólidas e os instrumentos jurídicos consagrados passam a ser relativizados e a conviver com diversas fontes que implicam um desafio maior à interpretação e à aplicação do Direito, com a necessidade de respeito às balizas históricas da segurança jurídica e da estabilidade das relações sociais.

A segunda parte, que trata da comunicação, analisa algumas implicações das "fake news" e outros problemas contemporâneos relativos à explosão de informações. Percebe-se a antecipação, já na década de 1960, de diversas questões contemporâneas pelo Professor Jacob Goldberg. E nesse ponto, há uma reflexão importante sobre o desenvolvimento das tecnologias e seus impactos mediatos, que hoje são muitas vezes ignorados. As tecnologias passaram a ser um novo espaço da criação e da manifestação humana, e a educação formal e informal não nos preparou para lidar com este novo ambiente.

Por fim, na terceira parte, os autores abordam as consequências da guerra. Se, ao escrever os seus textos originais, o Professor Jacob Goldberg considerava os terrores vivenciados pelas duas Guerras Mundiais e pela Guerra Fria, as análises do Professor Tartuce os complementam com tristes experiências contemporâneas.

Também o desenvolvimento das ciências da vida, em especial da indústria farmacêutica, e suas consequências jurídicas de risco de responsabilidade, acesso e direito à saúde são abordados pelos autores.

Considerações quanto aos esforços para se evitar a guerra seguem contemporâneas não apenas pelas batalhas de hoje, mas especialmente pela alocação de recursos escassos e pelo problema de reequilíbrio da economia após a pandemia de Covid19.

Aborda-se o problema das concentrações urbanas quanto sua ontologia e em relação à visão jurídica, em especial quanto ao "sonho da casa própria" e os problemas atinentes aos programas habitacionais.

Esse é o resumo deste belo livro, que nasceu de um debate despretensioso entre Mestre e Discípulo, e que demonstra grandes desafios que devem ser enfrentados pela Ética, pela Psicologia e pelo Direito.

Desejo, assim, uma ótima leitura e boas reflexões sobre este trabalho.

Brasília, outubro de 2023.

Ministro Luis Felipe Salomão
Ministro do Superior Tribunal de Justiça.
Corregedor Geral de Justiça do Conselho Nacional de Justiça (CNJ).
Presidente da Comissão de Juristas de Reforma do Código Civil, nomeada no Senado Federal.

SUMÁRIO

SOCIEDADE

Época atômica – Acompanhamento intelectual... 3

Invasão do espírito – Criação de seres aperfeiçoados? 5

O grande inimigo 8

Cotejo de tratamentos para leituras 11

O lazer – Um falso problema 14

O totalitarismo – Função de nossa época? 16

O direito à discussão 19

Da automação – Computadores 24

Duplicidade no sentido das palavras 27

A linguística e o simplismo da comunicação 32

Progressão ética, seu conteúdo artístico 34

Música – Módulo condicionante 36

Revisões ou adaptações históricas 39

O uso político do vocábulo 44

Perseguição e enquadramento de intelectuais ... 46

A colocação moral da liberdade.................................. 48

O amigo que só falta falar... 50

Homem-vendedor (alínea...) – Homem-comprador (alínea...).. 52

As visões da alienação.. 58

Linguagem e comunicação 60

Desenvolvimento da inteligência 62

Zumbis orientados por centrais de pensamento?...... 66

Arte para elite e arte para as massas – Dualidade para o consumo 68

O personagem coletivo na arte; a alma coletiva........ 71

Bip-Bip – *Do rinoceronte ao macaco, do macaco ao homem* 73

Escola da tortura – Aprimoramento 76

Ensinamentos da etologia... 80

Revisão: perspectiva da realidade.............................. 82

MISTIFICAÇÃO PELA PALAVRA
– *REFLEXÕES SOBRE DIVULGAÇÃO*

Imagem da divulgação... 87

Menores.. 88

Falsa informação... 90

Elite ou submundo dirigente 98

Transferência e massificação..................................... 99

Comunidade privilegiada... 100

Finalidade consagrada: educação 102

Guerra psicológica 103

Conceito e saída na liberdade 105

Técnica da acomodação 106

Conotação serviçal da palavra 109

Tema 112

AS CONSEQUÊNCIAS DA GUERRA

Vacuidade extremada para a guerra 115

Consequências dum processo irreversível ... 119

Efeitos dos esforços da economia de guerra ... 121

A ameaça total 123

A divisão do desenvolvimento 125

A indústria farmacêutica 127

As fronteiras do preconceito 136

Inteligência e consideração sobre o homem ... 139

Integração da ciência social 142

Critério de censura 146

Pílula anticoncepcional e uma filosofia da força ... 151

A concentração urbana – Equacionamentos ... 155

Conceito 159

A unidade temática 161

SOCIEDADE

ÉPOCA ATÔMICA – ACOMPANHAMENTO INTELECTUAL

Para Hegel, a filosofia deve ser "a época apreendida pelo pensamento".

As dificuldades oriundas da previsão da idade atômica sobrevêm, fundamentalmente, do fato de que não se trata de um espaço avante para entrar, e sim da medida, parcialmente presente, que, por isso, adquire, desde já, forma e representação.

As interrogações para qualquer tentativa de pré-cognição dos contornos do mundo, no período atômico, desde já se sucedem e revelam a tremenda carga do acervo que representará na essência do homem e nos fenômenos da alteração do seu modo de ser.

A própria identificação carreia, paralelamente, as rubricas "época da técnica ou das massas".

Temos que partir da principal e óbvia assertiva de que, com as sucessivas descobertas no campo atômico, aumentou o domínio humano sobre a natureza, a um ponto imaginado.

Pela capacidade de desintegração ou fusão dos núcleos do átomo, o homem penetra nos mais recônditos naturais.

Aumenta, outrossim, seu domínio sobre o espaço e o tempo, de consequências avultadíssimas.

Exemplos dessas modificações se observam na automação, na cibernética e nas tentativas de orientação das condições meteorológicas.

A massa, no consensual do século XXI, será integralizada na concepção do indivíduo operante.

Domínio, portanto, do homem sobre a natureza, o espaço e o tempo, e a planificação sobre o próprio homem.

As antevisões de Bacon – saber que é poder –, Fichte – eu que a si se põe –, Marx – o produto do seu trabalho – e Nietzsche – vontade de poderio – passam da conjectura ao campo do fato.

No seu bojo entranha-se o perigo das fraquezas acumuladas.

O poder físico de aniquilação total; a impessoalização como fruto da técnica; a erradicação causada pelo intemporal e o inespacial; o niilismo diante da superação flexionada dos valores.

O risco passa a implicar o desvio do futuro, inclusive os acenos sugestivos do passado modorrento.

> FT – No campo do Direito Civil, a época atômica traz reflexões sobre os grandes riscos e a responsabilidade civil que pode surgir em virtude deles. Mas será que a imposição do dever de indenizar traz solução satisfatória em casos tais, uma vez que, com a aniquilação, não haverá vítimas determinadas, pois todos serão prejudicados? A resposta parece negativa, e a própria pandemia de Covid-19 demonstrou certa ineficácia da imposição de deveres decorrentes da responsabilidade civil.

INVASÃO DO ESPÍRITO – CRIAÇÃO DE SERES APERFEIÇOADOS?

Experiências concomitantes vêm sendo desencadeadas, aparentemente, para a melhoria biológica planificada da população, pela influência hereditária bioquímica ou "criação seletiva", e, paralelamente, a absorção dos tranquilizantes e outras drogas que culminarão, todas, em intervenções eugênicas no próprio tecido humano.

Médicos e pesquisadores, no Terceiro Reich, infligiram torturas em prisioneiros, inclusive velhos, mulheres e crianças – indiscriminadamente, numa demonstração das possibilidades degenerativas desse ramo de estudo.

As tentativas de superação da redoma orgânica individual pelo LSD – as intervenções para o acesso à genialidade – levantam a questão do embasamento da dialética da cibernética: até quando o robô dependerá do seu operador? A chamada "inteligência artificial" conseguirá desempenhar a maioria das tarefas humanas?

Norbert Wiener e Frank Rosenblatt, precursores desse ramo científico, admitem que os cérebros eletrônicos, com o auxílio de fotocélulas, chegarão a "ouvir, compreender e experimentar".

O polígrafo – a máquina de testar a verdade –, reduzindo o ser humano ao estágio de autômato, violentado, começa a ser aplacado em todas as instâncias da vida social, devassada até a incredibilidade, por todo tipo de organizações especializadas – estatais e privadas.

Por curiosidade, basta assinalar que tal se faz, já, até para aquisição de imóveis, nos EUA, por noivos ciumentos e vendedores de mercadorias a prazo.

Constatadas as limitações e a incapacidade de acompanhar suas próprias conquistas científicas, o homem acabará reduzido a pobre elemento fadado ao consumo, coordenado e dirigido por instrumentos superiores.

Possibilitar-se-á, assim, gradativamente, a substituição de aflições, angústias e felicidade que assinalaram os estágios históricos, pelos fios, cordões e botões dos aparelhos que controlarão o nascimento, a educação, o casamento e a morte. Bem nutridos ou depauperados – de acordo com os interesses de orientação previamente escalonada – em estabelecimentos de ensino retardado ou avançado – procriar-se-á nas modalidades estatísticas indicadas.

Até que, finalmente, o sorriso, as lágrimas e os movimentos obedecerão à rígida ordem de prioridade.

Pelos aparelhos instalados nas vivendas e dentro dos cérebros, nos lugares públicos, verificar-se-á o ritmo das reações, estabelecendo-se o controle, acompanhando-se o desenvolvimento e, evidentemente, corrigindo-se os desvios.

E no mútuo policiamento os próprios "seres" da organização se estimularão para que o movimento social, no perpassar do tempo, se mantenha suave e sem alterações bruscas, na tranquilidade pastosa da maquineta.

Já se produziu conversa sintética exata e experiências feitas na Holanda permitiram que o tratamento atômico das flores interferisse na sua coloração.

Uma tímida ética medieval é incapaz de enfrentar, com êxito, tais desafios das possibilidades que se avizinham de computadores eletrônicos miniaturizados substituírem cérebros.

Nosso despreparo moral somente facilitará a invasão do espírito.

E para essa contenda não podemos partir com nossos parcos recursos idealísticos.

Urge transfigurar e alterar, positivamente, os eventos assinalados.

Se...

Fichários adaptados puderem ser trabalhados por computadores capazes de triagem, seleção e administração de justiça, o Direito teria seu caudaloso exercício apurado, e seriam engenheiros-magistrados que aplicariam a Lei, na conformidade em que os engenheiros-médicos praticariam exames e diagnósticos médicos, bem como os sociólogos limitariam os desajustes conjugais pela ciência eliminatória dos casos.

> FT – Quanto à clonagem humana, para a busca de seres humanos "aperfeiçoados", ela é vedada juridicamente em praticamente todos os países do mundo, que têm rejeitado práticas eugênicas, diante do que se viu durante a Segunda Guerra Mundial. No caso brasileiro, a Lei de Biossegurança (Lei 11.105), desde 2005, proíbe a clonagem de forma peremptória no seu art. 6º, inc. IV. O próprio art. 26 dessa norma prevê como crime a clonagem humana, impondo pena de reclusão, de dois a cinco anos, além de multa. No que diz respeito à utilização de robôs e da chamada inteligência artificial para desempenhar tarefas humanas – até substituindo-as –, apesar de notáveis avanços em determinadas áreas, como a medicina, tem-se percebido que a humanidade ainda não atingiu um ponto tecnológico que possibilite uma automação totalmente independente e de forma ampla. As recentes experiências com o Chat GPT demonstraram que os sistemas de inteligência artificial devem ser substancialmente aperfeiçoados, diante dos vários erros e equívocos cometidos pela ferramenta que tem sido até abandonada em dias mais recentes.

O GRANDE INIMIGO

Na justa medida do malbarato das superfluidades que inundam o "modernismo" – expressão cunhada para retratar o jorro inútil dos resíduos da produção industrial –, o grande inimigo do sistema, sem dúvida, é a ânsia irrefreável de conhecimento que aduba o sentimento de liberdade.

Numa velha alegoria holandesa, os filhos aconselham ao pai que proíba, através de normas éticas, a investigação das coisas, para impedir que a irmã se liberte do julgo familiar e continue trabalhando, sem pretensões à felicidade.

Na sintonia de nossos dias, o conceito ultrapassado de primário passou a ser considerado, diferentemente, como crime, alienação, desajustamento, heresia ideológica e, finalmente, excentricidade.

Para evitar a emancipação que carrega, em seu interior, as maturidades de decisões, mobilizam-se, paradoxalmente, os próprios eventos científicos, municiando suas deliberações.

Os instrumentos se alternam e substituem: ao invés da clássica prisão, temos, na consecução plena de genial antevisão kafkiana, a colônia correcional, os institutos da reabilitação social e mais, e acima de tudo, a opressão cada vez mais insuportável que vem dos flancos. Da opinião pública condicionada e tratada que inclui no seu vasto repositório, inclusive, concessões, aparentemente amplas para a arte que, não obstante se limita a refletir as taras, os vícios que, em último caso, não passam de catarse do próprio organismo coletivo em erupção.

Sem dúvida alguma, para o grande inimigo, que faz morada em cada um, no seu desejo de felicidade, não prevalecer, só existe uma forma ideal de localizá-lo para combatê-lo – a inoculação.

E, assim, pela educação integral, da MASSA-ACEITAÇÃO, com transigências flexíveis, em critérios antecipadamente fixados, aos poucos ou até, radicalmente, em estabelecimento; especializados, de maneira drástica, se atinge a introdução do complexo-do-carneiro. O triunfal acompanhamento do masoquismo da horda submissa.

Sob a guante do Estado, toda a superestrutura atua para atingir-se o desiderato, passivamente, sem resistências, cumprindo relevante papel a religião, as confederações sindicais e até a arte.

A resistência ao confinamento se produz na objeção consciente à engrenagem.

Nas concepções libertárias se arrebata o desígnio que honra a espécie, insubmissa e revoltada diante da corte-manada.

Um eminente teólogo, D. Colombo, chegou a afirmar que "deve distinguir-se entre a justa liberdade dos estudos e a publicação demasiado precipitada dos resultados desses estudos, que poderia desorientar os fiéis".

É, assim, um convite implícito à manutenção do obscurantismo.

> FT – Tem-se debatido se as novas tecnologias e as redes sociais ampliaram a submissão das pessoas a anseios e objetivos determinados, a partir da manipulação engendrada nas chamadas bolhas virtuais. O tema é tratado por Byung-Chul Han em seu livro *Infocracia*, em que demonstra que a meritocracia do conhecimento técnico tem sido substituída pela meritocracia da presença e da dominação exercida nas redes sociais, sobretudo pelos chamados "influenciadores digitais". Em certa medida, esse movimento demonstra uma volta ao *anti-intelectualismo*, o combate ao conhecimento técnico-científico, tão comum nos inícios de séculos, na história da humanidade. Nas interlocuções dos autores deste livro, a partir da obra de Elias Canetti (*Massa e*

poder), temos debatido se o uso das redes sociais – não a sua dominação – é algo da massa ou do poder, parecendo que a resposta indica a primeira opção. Nesse contexto, tem-se debatido, no Brasil, uma legislação para algum controle das redes sociais. Talvez, a simples aplicação do Código Civil – com a imposição do dever de indenizar específico, inclusive em decorrência da responsabilidade civil objetiva (art. 927, parágrafo único, segunda parte) – e do Código de Processo Civil – com o uso de medidas coercitivas atípicas (art. 139, inc. IV) – possa trazer as soluções, sem a necessidade de elaboração de normativa específica sobre o tema.

COTEJO DE TRATAMENTOS PARA LEITURAS

O infinito poder da palavra, que lhe empresta calor e intensidade, possibilitando, no seu uso, resultados avassaladores, merece publicações distintas, que adaptam para seu público específico uma linguagem tipificada. Trata-se, a longo prazo, e em última consequência, de um verdadeiro "processo de seleção cultural".

Para verificação prática da disparidade de informações e comentários fornecidos para os dois gêneros de leitores – DE ELITE E DE MASSA –, tomamos como exemplo duas revistas típicas.

A principal objurgatória que se poderia consignar é que os temas não podem, realmente, ser os mesmos, diante da impraticabilidade de assimilação que os leitores, do grande público, apresentam.

Em contrapartida, deve-se objetar que os dispositivos culturais devem trazer, à saciedade da simplificação, as tônicas educativas e não acompanhar o mau gosto da ânsia pelo sensacionalismo e a morbidez grupal.

1ª revista: HUMBOLDT

Capa: "Meninas debaixo de árvores", óleo de August Macke.

Matérias: livros; Teologia; Filosofia; Psicologia; Arte; Ciências Naturais; Etnografia; Geologia; Geografia; História; Política; Sociologia; Direito; e Economia.

2ª revista: LIFE

Capa: "A exótica beleza das joias de papel".

Matérias: Cartas à redação; A Casa Branca desnuda; O idílio secreto de Roosevelt; Prisioneiros do gelo; Reunião dos presidentes; reportagens médicas; moda vistosa; Os últimos dias de um grande ancião; e Mundo de negócios.

A aparente e teórica leveza contrasta, flagrantemente, com a seriedade da primeira publicação.

Enquanto aquela publica em sua capa um primor de arte, acessível ao gosto de qualquer camada de leitura, a segunda, uma fotografia, sem qualquer mérito intrínseco e, inclusive, de discutível beleza formal.

Observa-se, ainda, que mesmo assuntos como "reportagens médicas", aparentemente educativos, são enfocados sob seus aspectos primários, excêntricos ou degenerativos, mais com tendência a baixar os critérios de apreciação do que a transmitir dados.

O que se almeja, evidentemente, não é uma brusca e radical modificação da angulação dos assuntos, porém a eliminação, consciente e progressiva, do brutal conceito americano, apanágio da grande imprensa: Se um cachorro morde um homem, não é notícia, mas se um homem morde um cachorro, é.

Do que se cuida é da maturidade e da responsabilidade dos grupos direcionais de opinião pública, para o aproveitamento condigno, racional, dos instrumentos que tem à sua mercê, para fins de utilidade social.

Nesse quadro, a Política, como sorvedouro de paixões sibilinas, sendo substituída pelo ensino doutrinário, e a reportagem, como lineamento metodológico para a vida coletiva, ao contrário da impiedosa invasão da desgraça alheia, pasto de exibicionismo sádico.

O esporte, pelo amadorismo, e não a carnificina pelos ganhos profissionais, que deturpa os ideais de beleza, transformando a estética no diapasão do delírio sexual e os músculos em investimento da Bolsa, quando não porta-vozes de ideais nacionais ou políticos.

A arte divulgada para ilustração da massa e não como condimento estapafúrdio das horas de lazer, vista como senso de escândalo ou excentricidade, desviada para a criação.

Seria, unicamente, a tomada de consciência para as primeiras renovações que a sociedade tem o direito de exigir da seleção de suas leituras, para a *sanidade* e o desenvolvimento.

> FT – As redes sociais e as novas tecnologias têm, infelizmente, incrementado o conhecimento fácil e raso, sem muita reflexão. Esse movimento acabou sendo intensificado durante a pandemia de Covid-19, em que as pessoas acabaram por preferir as redes e os canais de *streaming* do que os livros. Como tem afirmado o segundo autor deste livro, "não se formam juristas com redes sociais e nem com Netflix". Juristas – e não só eles, mas também os técnicos das ciências humanas em geral – são formados com "testa no texto", ou seja, com conhecimento técnico aprofundado e refletido. E, mais do que isso, os juristas e cientistas das ciências humanas são formados com cultura e experiência, o que só a prática em determinada área consegue amoldar.

O LAZER – UM FALSO PROBLEMA

Os ensaístas, nos jornais e revistas de grande tiragem, têm abordado, com as características inocuidade e superficialidade, o lazer, advindo da automação, como um desafio à capacidade eterna do homem – de enfrentar o problema da solidão e da morte, da angústia existencial, e sobreviver. Na realidade, a colocação do problema é absolutamente falsa.

As horas subtraídas ao trabalho mecânico devem, obrigatoriamente, propiciar novas sendas para o desenvolvimento do potencial criador.

Na arte, no esporte, na derivação da relação social e no amor.

Ocorre, no entanto, que a confrontação do homem consigo e seu semelhante, através das horas, em liberdade, leva ao problema, este, sim, fundamental, dos assentamentos errôneos de uma estrutura de comunidade, em crise, firmada sobre convenções anti-humanos.

E, nesse sentido, o lazer acaba por redundar numa revolução espiritual, sem precedentes, pela carga de tensão de que vem, naturalmente, alimentado.

FT – Em tempos de busca de um prazer muitas vezes desenfreado, a humanidade, nos últimos anos, tem utilizado as novas tecnologias para ganhar mais tempo, sobretudo tempo para o lazer. Vale lembrar, a esse propósito, que o lazer, na Constituição da República Federativa do Brasil, constitui um direito social e fundamental, por força do seu art. 6º. Além disso, o art. 215 do nosso Texto Maior enuncia que o Estado garantirá a todos o pleno exercício dos direitos culturais e acesso às fontes da cultura nacional, e apoiará e incentivará a valorização e a difusão das manifestações culturais; norma que tem relação direta com o chamado direito ao lazer. De fato, o problema maior não está no lazer e na busca de momentos de ócio, seja ele criativo ou não. A questão a ser debatida, nos últimos anos, diz respeito ao que Byung-Chul Han chama de substituição do *homo faber* pelo *homo ludens*. Para ele, cada vez mais as pessoas têm buscado menos o trabalho e mais a "vida de jogador" nas redes sociais e nas ferramentas de novas tecnologias. Em certos lugares do mundo, sobretudo na Europa, falta mão de obra para os trabalhos mais simples e braçais. Qual será o futuro da humanidade com mais jogadores e menos trabalhadores? Essa é uma questão a ser respondida, sobretudo pelos comportamentos digitais das próximas gerações.

O TOTALITARISMO – FUNÇÃO DE NOSSA ÉPOCA?

A designativa da ciência política que caracteriza "der totale Staat" pode ser definida como o anseio por uma forma elevada de evolução política, adequada ao Estado moderno.

Na prática, caracterizam-se, ideologicamente, pelas arbitrariedades efetuadas por recursos de polícia, sem possibilidade de defesa, o uso frequente e indiscriminado da tortura e do assassinato e, finalmente, a instalação de campos de concentração, com a privação paulatina das liberdade e direitos civis.

Refuga, por um conceito aristocrático, de sangue, econômico ou político-militar, a meta de que cada indivíduo está em condições de desenvolver-se, idealmente, num meio social de máxima liberdade e respeito mútuo.

Substitui-se, a mais das vezes com violência, a análise racional e o livre consentimento, pelo controle total do homem pelo Estado.

Toda a gama de atividades sociopolíticas, econômicas, religiosas e educacionais fica subordinada ao máximo poder do sistema e, quanto aos meios, não se admitem limites ou restrições, desde a propaganda ao encarceramento, o terror, o trabalho escravo e as lavagens cerebrais (em todas as suas caracterizações), até a solução final de destruição de minorias étnicas ou grupamentos de oposição.

No espírito e em suas intenções, o totalitarismo moderno está embasado nas tiranias ancestrais, distinguindo-se, unicamente, em seu conúbio com a ciência e a tecnologia do século.

Existe outro elemento adicional, ou seja, a participação política popular, disfarçada e em "ersatz", com símbolos, métodos, instituições com a finalidade de promover seus desígnios.

Aplicam-se, fartamente, expressões tais como liberdade, democracia autêntica, vontade popular, tendo como contraponto a concentração em massa e as técnicas de participação inorgânica.

Como relevo jurídico, sustenta-se o direito de a máquina governamental fazer tudo aquilo que não estiver especificamente vedado, interpretando-se o silêncio como aquiescência. E a aplicação da Justiça perde qualquer veleidade de autonomia, exercitando-se como ramo direto de enquadramento para o sistema.

Mesmo a existência de uma Constituição não implica a observação dos mínimos de condições democráticas, tendo em vista que o Estado totalitário, sem qualquer inibição, cria seus próprios organismos paralelos de alcance extralegal.

O direito de cometer erros é abolido, e a possibilidade de maturidade biológica, intelectual, moral e emocional é traída pelas fórmulas que encontraram no regime fascista italiano sua consagração: "Mussolini ha sempre ragione".

A docilidade aos desmandos governamentais e hipotéticos desenvolvimentos de progresso acaba por preencher os anseios regulares por liberdade.

> FT – Em tempos mais recentes, houve uma volta a anseios totalitários no mundo ocidental, o que tem atingido a América Latina, mais uma vez; e, como não poderia ser diferente, o Brasil. Como já ocorreu em outros tempos, sobretudo em inícios de séculos, a liberdade tem sido utilizada como argumento por esses movimentos, sob o pretexto de ser ela absoluta e sem limites. Crescem os discursos de ódio, que o Direito não pode tolerar. E, igualmente de forma curiosa, as redes sociais – sob o pretexto de serem ferramentas democráticas – têm sido o meio para imposição de ideias e para

a propagação delas. Mais uma vez surge, nesse contexto, a necessidade de controle das mídias sociais, com o fim de imposição de alguns necessários limites, especialmente com a responsabilização de agentes que causam danos a terceiros e a toda a sociedade. Sobre o argumento de ser a liberdade um direito absoluto, sempre é importante lembrar ser essa afirmação totalmente equivocada, em especial nos sistemas romano-germânicos, como é o brasileiro. Como é cediço, as legislações mundo afora adotam a ideia de abuso de direito, que tem origem na consolidada e secular *teoria dos direitos subjetivos*, retirada da máxima segundo a qual o meu direito termina onde começa o seu. A esse propósito, o Código Civil Brasileiro, de forma até "poética", afirma em seu art. 187 que também comete ato ilícito o titular de um direito que, ao exercê-lo, excede manifestamente os seus fins econômicos ou sociais, a boa-fé e os bons costumes. A ilicitude civil, nesse caso, gera o dever de indenizar o agente abusador, conforme o art. 927, *caput*, do diploma civil em vigor.

O DIREITO À DISCUSSÃO

A tendência que se espraia, de irredentismo, em todos os países, no movimento de cultura que preconiza o amor, os "hippies" ou os anseios por discussão livre, de todos os temas, encabeçado por Piotr Kapitsa e a poesia de Evtuchenko, é sumamente decisiva para o fortalecimento e o alcance de novos níveis da inteligência.

A criação de uma opinião pública receptiva aos grandes debates de vanguarda, na arte e na ciência, deve caminhar na preocupação de todos os organismos internacionais de incentivo ao desenvolvimento.

O puro esforço de alfabetização, não seguido de correspondente elevação de nível, implicaria uma estagnação disseminada dos cânones do conhecimento.

Universidades populares dedicadas, integralmente, à discussão artística e científica, em todos os graus, com troca de ideias – inclusive, em oposição –, representariam estímulo para o aumento da sensibilidade intelectual.

O alimento do obscurantismo é a validade das teses consagradas e indiscutíveis. Somente na dialética do progresso, pelo acirrado entrechoque de posições filosóficas ou concepções criadoras, se admite o prevalecimento da verdade na polêmica.

Não se pode deter o ensino nos acanhados termos dos institutos convencionais, delimitados a certo número-padrão de períodos escolares.

Não nos podemos satisfazer, ainda, com as restrições dos programas didáticos.

Mas endereçar o debate permanente para a abertura de novas diretrizes, no pensamento hodierno, colocando em transe o academismo de todas as superestruturas sociais que tendem, por sua própria natureza, ao esclerosamento e à regressão.

O direito à discussão deve, ainda, ser levado a etapas internacionais, reunindo intelectuais provenientes de diversos países bem como a inquietude da juventude, de todas as terras, nas grandes disputas da poesia, da pintura, da música que afastam a sombra da guerra.

FT – O direito à discussão livre tem amparo constitucional em nosso País, seguindo o exemplo de outras Constituições pelo mundo afora. No caso brasileiro, o fundamento está na liberdade de expressão e de pensamento, reconhecida já pelo *caput* do art. 5º do Texto Maior de 1988, segundo o qual todos são iguais perante a lei, sem distinção de qualquer natureza, garantindo-se aos brasileiros e aos estrangeiros residentes no País a inviolabilidade do direito à vida, à liberdade, à igualdade, à segurança e à propriedade. Nos termos do seu inciso IV, é livre a manifestação do pensamento, sendo vedado o anonimato; e o seu inciso IX prescreve que é livre a expressão da atividade intelectual, artística, científica e de comunicação, independentemente de censura ou licença. O inciso XII desse art. 5º assegura como outro direito ou garantia fundamental a inviolabilidade do sigilo da correspondência e das comunicações telegráficas, de dados e das comunicações telefônicas, salvo, no último caso, por ordem judicial, nas hipóteses e na forma que a lei estabelecer para fins de investigação criminal ou instrução processual penal. Consoante o seu inciso XIV, sem prejuízo de muitos outros valiosos preceitos, é assegurado a todos o acesso à informação e resguardado o sigilo da fonte, quando necessário ao exercício profissional. Trata-se, assim, de um direito fundamental com ampla proteção não só na nossa Norma Superior – que traz dezenove menções à palavra "liberdade" –, mas também na legislação infraconstitucional.

Ainda sobre a Constituição Federal de 1988, o seu art. 220, ao tratar da comunicação social, enuncia que a manifestação do pensamento, a criação, a expressão e a informação, sob qualquer forma, processo ou veículo, não sofrerão qualquer restrição. Em complemento, está previsto nesse comando que nenhuma lei conterá dispositivo que possa constituir embaraço à plena liberdade de informação jornalística em qualquer veículo de comunicação social. É também vedada toda e qualquer censura de natureza política, ideológica e artística, competindo à lei federal: *a)* regular as diversões e os espetáculos públicos, cabendo ao Poder Público informar sobre a natureza deles, as faixas etárias a que não se recomendem, locais e horários em que sua apresentação se mostre inadequada; e *b)* estabelecer os meios legais que garantam à pessoa e à família a possibilidade de se defenderem de programas ou programações de rádio e televisão que contrariem os princípios e regramentos que regem a matéria; bem como a propaganda de produtos, práticas e serviços que possam ser nocivos à saúde e ao meio ambiente. No caso da publicidade de tabaco, bebidas alcoólicas, agrotóxicos, medicamentos e terapias, o § 4º do art. 220 da Constituição da República prevê que estará ela sujeita a restrições legais, e conterá, sempre que necessário, advertência sobre os malefícios decorrentes de seu uso.

Como se pode perceber, o próprio Texto Maior prevê limitações no exercício da liberdade de expressão. No que diz respeito às últimas regras, entre outras normas, o Código de Defesa do Consumidor (Lei 8.078/1990), em seu art. 37, proíbe e considera como ilícitas a publicidade *enganosa* e a *abusiva*. Como é notório, o CDC Brasileiro é uma das normas mais efetivas do Direito brasileiro, tendo gerado uma verdadeira revolução de correção no comportamento coletivo. Trata-se de uma norma de ordem pública e interesse social, como está claro no seu próprio art. 1º.

Pois bem, a *publicidade enganosa* é definida pela própria lei como qualquer modalidade de informação ou comunicação de caráter publicitário, inteira ou parcialmente falsa, ou que, por algum outro modo, mesmo por omissão, é capaz de induzir em erro o consumidor a respeito da natureza, características, qualidade, quantidade, propriedades, origem, preço e quaisquer outros dados sobre produtos e serviços. Trata-se, assim, de um ato doloso que induz a erro o consumidor, a ensejar não só a nulidade do clausulado como também a ampla responsabilização do violador.

A *publicidade abusiva*, por sua vez, é aquela que, entre outras, traga um conteúdo discriminatório de qualquer natureza, que incite a violência, explore o medo ou a superstição, se aproveite da deficiência de julgamento e experiência da criança, desrespeite valores ambientais, ou que seja capaz de induzir o consumidor a se comportar de forma prejudicial ou perigosa à sua saúde ou segurança. Trata-se de uma publicidade antissocial que interessa diretamente ao tema da responsabilidade civil, não só por danos individuais, mas também por danos coletivos, na exata medida do que está previsto no art. 6º, inc. VI, do próprio Código de Defesa do Consumidor.

Nesse contexto, pelas regras consumeristas, têm sido contestadas, e com razão, publicidades que utilizam imagens de *seres espectrais*, a partir de pessoas já falecidas, com atitudes e imagens que não foram geradas em vida, e com autorização expressa dos herdeiros. Além do seu gosto duvidoso e eventual discussão ética que as envolve, a questão da criação e do uso dessas imagens a partir da "inteligência artificial" passa pelo tema dos direitos da personalidade do morto e de seus sucessores, nos termos do que foi introduzido no Código Civil Brasileiro, em seus arts. 12, parágrafo único, e 20, parágrafo único. A esse propósito, o segundo autor deste livro tem defendido que alguns direitos da personalidade, sobretudo os personalíssimos, *morrem com a pessoa*, não podendo ser utilizados pelos seus herdeiros, tema que deve orientar questões relativas à *herança digital*. A própria Lei de Direitos Autorais (Lei 9.610/1998) prevê que alguns direitos morais do autor não se transmitem aos herdeiros, nos termos do seu art. 24.

Além desses claros limites infraconstitucionais, a própria Constituição Federal de 1988 estabelece limites ao exercício da liberdade de expressão e de pensamento no inciso X do seu art. 5º, ao prever que são invioláveis a intimidade, a vida privada, a honra e a imagem das pessoas, assegurado o direito à indenização pelo dano material ou moral decorrente de sua violação. Nesse contexto, tem-se afirmado – o que conta com o total apoio do segundo autor deste livro – que essa liberdade encontra limitações nos direitos da personalidade; premissa que se aplica para as novas tecnologias, sobretudo às redes sociais e à difusão de notícias e informações pela *internet*. Como está no antigo dito popular, *não há liberdade sem responsabilidades*. Como não poderia ser diferente, isso vale tanto para o mundo corpóreo como para o incorpóreo; para o material e o imaterial.

Sem prejuízo da tese do abuso de direito, aqui antes citada, fala-se na necessária *ponderação entre os direitos fundamentais*, para se apurar eventual responsabilidade, cabendo ainda restrições a direitos, na linha da clássica obra de Robert Alexy, constitucionalista alemão. No nosso caso, uma espécie de "ponderação à brasileira" – pela amplitude do texto, muito além do envolvimento apenas de direitos fundamentais – foi positivada pelo art. 489, § 2º, do Código de Processo Civil de 2015. Consoante essa última regra, no caso de colisão entre normas, o juiz deve justificar o objeto e os critérios gerais da ponderação efetuada, enunciando as razões que autorizam a interferência na norma afastada e as premissas fáticas que fundamentam a conclusão. Assim, deverá, na ponderação, identificar os princípios em colisão e, de forma devidamente fundamentada, apontar por que um deles irá prevalecer no caso concreto.

A ponderação é técnica argumentativa que tem prevalecido na jurisprudência do Supremo Tribunal Federal e do Superior Tribunal de Justiça para solucionar os casos de colisão entre os direitos fundamentais relativos à liberdade de pensamento e de expressão e os direitos de personalidade. E não tem havido exageros, sobressaltos ou equívocos na sua aplicação, até o presente momento.

DA AUTOMAÇÃO – COMPUTADORES

Das vantagens que se assinalam na automação, sobrelevam dois fatores: segurança e redução de custo.

Além da ameaça à vida e à saúde pessoal do empregado, preocupam-se os empresários e o Estado com a destruição de dispendiosos equipamentos.

A quantidade de bens imprestáveis torna-se menor, aumentando-se, ainda, a velocidade de produção.

No aprendizado dos processos tecnológicos, através da técnica de medição e controle, podem ser observadas quatro etapas.

Primeiro, de natureza empírica, em que o *know-how* determinava o sucesso; segundo, desenvolveu-se a técnica de medição, diferenciando-se as grandezas físicas que caracterizam determinadas propriedades.

A terceira etapa é a introdução de instrumentos de autocontrole. Até esse estágio, os instrumentos de medida eram, de certa maneira, adicionais ao sentido do homem. Finalmente, na quarta etapa, a graduação e a coordenação dos diversos reguladores são realizadas segundo um cálculo o mais exato possível, referenciando um valor preestabelecido, existindo equipamentos eletrônicos de processamento de dados.

Outrossim, o desenvolvimento da indústria de computadores passou a ter prioridade em todas as grandes potências, existindo Centros e arquivos de procura e aproveitamento de informações, combate à criminalidade, pesquisa científica atômica, central e cérebros eletrônicos e até uma série de computadores para, através de sistema de utilização múltipla, poderem utilizar, simultaneamente, um computador cerebral, que poderá ser usado para diagnoses médicas e instrução escolar programada.

> FT – Sem dúvidas, houve uma explosão no número de computadores e de equipamentos eletrônicos nos últimos anos em todo o mundo, o que gera uma preocupação quanto ao lixo eletrônico produzido por esses resíduos sólidos. No Brasil, o tema é tratado, entre outras normas, pela Lei 12.305/2010. Como se sabe, o sistema de responsabilidade civil por danos ambientais é de natureza objetiva, independentemente de culpa, o que é retirado do art. 14, § 1º, da Lei 6.938/1981. Consagra-se o *princípio do poluidor-pagador*, com a *teoria do risco integral*, sem a admissão de excludentes de responsabilidade civil do agente que causa o dano, como argumentos de defesa. Outra questão atual relativa à automação decorrente dos computadores e do uso das tecnologias diz respeito à precarização do trabalho pelo uso de aplicativos, sobretudo no transporte e na entrega de mercadorias, o que hoje se denomina como *uberização*. A expressão decorre do nome de um dos aplicativos da Uber, que em alemão tem o sentido de estar acima, de tudo e de todos. Não se pode negar que a utilização desses aplicativos, entre outras funções, tem sido feita como uma tentativa de fuga da incidência da legislação, sobretudo do Código de Defesa do Consumidor e da legislação trabalhista. No caso da última, o Tribunal Superior do Trabalho ainda debate a existência ou não de vínculo trabalhista entre os motoristas de aplicativos e as empresas, o que me parece claro e cristalino. No Superior Tribunal de Justiça, existem decisões recentes afastando o vínculo. Entre elas, destaco a prolatada pela sua Segunda Seção, com a relatoria do Ministro Moura Ribeiro, concluindo-se que "as ferramentas tecnológicas disponíveis atualmente permitiram criar uma nova modalidade de interação econômica, fazendo surgir a economia compartilhada (*sharing economy*), em que a prestação de serviços por detentores de veículos particulares é

intermediada por aplicativos geridos por empresas de tecnologia. Nesse processo, os motoristas, executores da atividade, atuam como empreendedores individuais, sem vínculo de emprego com a empresa proprietária da plataforma". Ao final, julgou-se pela competência da Justiça Comum Estadual, e não da Justiça do Trabalho, para analisar ação de obrigação de fazer, cumulada com reparação de danos materiais e morais ajuizada por motorista de aplicativo pretendendo a reativação de sua conta da Uber, para que pudesse voltar a usar o aplicativo e prestar os seus serviços. Isso se deu no julgamento do Conflito de Competência 164.544, originário do Estado de Minas Gerais, em agosto de 2019.

DUPLICIDADE NO SENTIDO DAS PALAVRAS

Por meio de convenções adequadas, tudo aquilo que pode ser dito em palavras, pode ser equacionado, matematicamente.

A sistemática adulteração política do sentido das palavras teve como seu filósofo contemporâneo, sem dúvida alguma, Adolf Hitler. Já em seu livro *Mein Kampf* preconizava a mistificação consciente do verbo, a serviço de seus interesses propagandísticos.

Uma peça que podemos considerar clássica na matéria é sua chamada "Oferta de Paz", que efetuou à Inglaterra, no Reichstag. Tratava-se, na realidade, de uma exigência de rendição, formulada como se fora manifesto pacifista: "Em tal momento, sinto ser meu dever perante minha própria consciência, apelar uma vez mais para a razão e o bom senso, entre os inimigos, tanto quanto entre os demais. Considero-me em posição de fazer tal apelo, porque não sou um adversário vencido, implorando favores, mas o vencedor que fala em nome da razão. Não vejo motivo algum para que esta guerra prossiga. Angustia-me pensar nos sacrifícios que ela deve exigir... Possivelmente, o inimigo jogará para o lado esta declaração de minha parte, considerando-a mero fruto do medo ou da dúvida quanto à vitória final. Neste caso, terei aliviado minha consciência com relação às coisas que hão-de-vir".

Hitler tem tido, depois, ardorosos discípulos do uso de suas manhas e da falta de crepúsculos no jogo serviçal das palavras.

Em maio de 1967, estarrecida, a opinião pública mundial assistiu ao desencadeamento de agressiva publicidade belicista da R.A.U. e países árabes que garantiam a invasão do Estado de Israel e o extermínio de seus habitantes, ameaçando de violação suas mulheres e crianças.

O tom irado dos comunicados militares deixou todo o mundo apreensivo diante do iminente genocídio.

Iniciada a guerra, o tiro saiu pela culatra e os exércitos árabes sofreram tremenda derrota militar.

Imediatamente, sem qualquer pejo, os serviços de informação e propaganda passaram a acusar o Estado de Israel como agressor.

Nesse caso, foi muito ilustrativo o efeito de *boomerang* que a desmesurada propaganda pode ter, pois os próprios comandantes militares árabes, já derrotados, estavam convictos de atingirem estrondosa vitória.

O uso das assembleias internacionais como segmentos do campo de batalha, aliado ao desrespeito dos mais comezinhos princípios de ética política, obriga o homem comum a percuciente exame do noticiário para evitar que sua opinião seja moldada de acordo com interesses escusos pré-fabricados.

Os birôs dos "Serviços de Propaganda" que antecedem, acompanham e complementam as manobras puramente bélicas estipendiam, hoje, os melhores talentos jornalísticos para seu uso nacional.

Em certas instâncias culturais e para determinados níveis religiosos, emanam da palavra magia e encantamento, emprestando, muitas vezes, a cada letra, representação e calor específico.

As transmutações que seu uso progressivo e em grande escala tende a estabelecer devem ser verificadas, para que o desenvolvimento não signifique um desencaminhamento.

FT – O problema da duplicidade no sentido das palavras – o *double sense*, apontado por Erik Jayme, para explicar a hipercomplexidade dos nossos dias – foi agravado nos últimos anos, surgindo fenômenos como a pós-verdade e as *fake news*.

Na realidade pós-moderna, assim, há o duplo sentido das coisas, o que foi intensificado pelas redes sociais e pela tecnologia nos últimos anos. Nesse contexto, o certo pode ser o errado, e o errado pode ser o certo; o bem pode ser o mal, e o mal pode ser o bem; o alto pode ser o baixo, e o baixo pode ser o alto; o belo pode ser o feio, e o feio pode ser o belo; a verdade pode ser uma mentira, e a mentira pode ser uma verdade; o jurídico pode ser o antijurídico, e o antijurídico pode ser o jurídico; a direita pode ser a esquerda, e o inverso pode ser igualmente válido. Essas variações chocam aquela visão maniqueísta que impera no Direito, particularmente a de que sempre haverá um vitorioso e um derrotado nas demandas judiciais. Na realidade, aquele que se julga o vitorioso pode ser o maior derrotado.

Algumas produções cinematográficas da atualidade servem para demonstrar essa configuração do *double sense*, como é o caso de Guerra nas Estrelas (Star Wars), talvez o maior fenômeno cinematográfico da pós-modernidade. Anote-se que tal paralelo foi traçado por Claudia Lima Marques, em aula ministrada no curso de pós-graduação *lato sensu* em Direito Contratual da Escola Paulista de Direito, em São Paulo, no dia 12 de maio de 2008. O tema da aula foi *A teoria do diálogo das fontes e o Direito Contratual*.

Naquela ocasião, a jurista relacionou a evolução do Direito à série Guerra nas Estrelas (Star Wars), escrita por George Lucas em 1977. O primeiro episódio é denominado A Ameaça Fantasma (1999); o segundo, O Ataque dos Clones (2002); o terceiro, A Vingança dos Sith (2005); o quarto, Uma Nova Esperança (1977); o quinto, O Império Contra-Ataca (1980); o sexto, o Retorno de Jedi (1983); o sétimo, o Despertar da Força (2015); o oitavo, Os Últimos Jedi (2017); e o nono, A Ascensão Skywalker (2019). O sexto episódio, em que um filho que representa o bem (Luke Skywalker) acaba por lutar contra o próprio pai, que representa o mal (Darth Vader, a versão maléfica de

Anakin Skywalker), seria a culminância da pós-modernidade, representando o *duplo sentido das coisas*, e das palavras, e a falta de definição de posições (bem *x* mal). Ao final, o próprio símbolo do mal (Darth Vader) é quem supostamente mata o Imperador, gerando a vitória do bem contra o mal. A série continua, sendo possíveis novas reflexões no futuro.

A realidade pós-moderna é marcada pela hipercomplexidade. De acordo com Antônio Junqueira de Azevedo, o próprio direito é um sistema complexo de segunda ordem. Na contemporaneidade, os prosaicos exemplos de negócios e atos jurídicos entre Tício, Caio e Mévio, comuns nas aulas de Direito Romano e de Direito Civil do passado (ou até do presente), não conseguem resolver os casos de maior complexidade, particularmente aqueles relativos a colisões entre direitos considerados fundamentais, próprios da pessoa humana, como aqui já destacado.

Ademais, muitas situações envolvendo os contratos de consumo superam aquela antiga visualização. A título de ilustração, imagine-se que um consumidor brasileiro compra um produto americano acessando seu computador no Brasil, estando o provedor da empresa vendedora localizado na Nova Zelândia. Pergunta-se: quais as leis aplicadas na espécie? Sem se pretender ingressar no mérito da questão, o exemplo demonstra quão complexas podem ser as simples relações de consumo.

Por fim, demonstrando o caos contemporâneo, Ricardo Luis Lorenzetti fala em *era da desordem*, que, em síntese, pode ser identificada pelos seguintes aspectos: *a)* enfraquecimento das fronteiras entre as esferas do público e do privado; *b)* pluralidade das fontes, seja no Direito Público ou no Direito Privado; *c)* proliferação de conceitos jurídicos indeterminados; *d)* existência de um sistema aberto, sendo possível uma extensa variação de julgamentos; *e)* grande abertura para o intérprete estabelecer e reconstruir a sua coerência; *f)* mudanças constantes de posições, inclusive legislativas; *g)* necessidade de adequação das fontes jurídicas, umas às outras; e *h)* exigência de pautas mínimas de correção para a interpretação jurídica. Não se pode negar que essa era da desordem foi intensificada de forma considerável nos últimos anos, pela duplicidade do sentido das palavras e pela falta de ética e de responsabilidade no uso de novas tecnologias.

A LINGUÍSTICA E O SIMPLISMO DA COMUNICAÇÃO

Claude Shannon e Norbert Wiener, em *The Mathematical theory of communication* e *Cybernetics*, foram os idealizadores do processo sistemático que, aplicado ao campo da linguística, conduz, inapelavelmente, àquilo que denominamos *trituração do idioma.*

Procuram, basicamente, transformar a mensagem inteligente numa codificação informativa.

Chegar-se-ia à identificação dos traços literários por meio da linguística computacional.

O objetivo final e interesse prático é a compressão da linguagem, pleiteando-se, com poucos sinais, fornecer uma certa mensagem.

Assim, um estudioso, H. E. White, afirma que, experimentando, conseguiu reduzir textos ingleses a cerca de 50% do original.

Trata-se de experimentos válidos, dando-se que todo o avanço da inteligência de comunicação corre, simultaneamente, com a redução da linguagem a coordenadas simples.

No entanto, urge identificar o perigo da brutalização do pensamento dentro de "esquemas preparados de raciocínio".

Exemplificando: "Quem semeia vento...". Numa sistemática de compressão, o restante da frase ficaria sacrificado.

Porém, o mesmo império poderia ser aplicado a conexões filosóficas e políticas "O Partido tal... (e, sub-repticiamente, é bom, é mau, é honesto...)", o que redundaria numa regressão dos métodos de defesa inteligente e análise intelectual.

> FT – Não há dúvidas de que o uso de novas tecnologias, além dos seus benefícios, tem trazido a *brutalização do pensamento*. Propagam-se as simplificações, a linguagem fácil e rasa e a falta de conhecimento técnico mais aprofundado. Há uma preferência por uso de *memes*, *emojis*, códigos digitais e outros mecanismos de facilitação. As pessoas ouvem mensagens em seus celulares em modo acelerado, a fim de ganhar tempo. Muito em breve, estaremos todos falando também de forma ainda mais rápida, o que deve trazer problemas para a saúde e a própria inteligência humana. Apesar dos avanços tecnológicos, não se pode deixar de lado a construção da cultura humana dos últimos técnicos, sobretudo pelas artes e pelas ciências. Parafraseando mais uma vez Byung-Chul Han, a perpetuidade das *coisas* não pode ser substituída pela efemeridade das *não coisas*. Não podemos permitir que o imaterial e o incorpóreo exterminem o material e o corpóreo.

PROGRESSÃO ÉTICA, SEU CONTEÚDO ARTÍSTICO

O bem e o mal dominaram a preocupação da arte, nos séculos XII e XIII, na Europa, representados decididamente e, muitas vezes, acompanhados pelas ideias do pecado. Estava ligada à eventual salvação num mundo ulterior, eis que ela não era secular, sendo parte divina, na terra.

Essa noção foi se diluindo, nos séculos XIV e XV, sendo a Reforma parcialmente responsável pela vitalidade e um anseio religioso, informando a chamada conduta puritana.

Calvino, por exemplo, dizia a missa ao ar livre, com a Bíblia sobre uma pedra, sem qualquer paramento.

Acabou, nos cem anos que se seguiram, cortando os desejos humanos de beleza e prazer.

Realmente, toda a obsessão cristianizante centralizava a atenção, principalmente no fim do século XVI, na irremediável condenação do homem e sua depravação natural, o que se chocava contra a liberdade de inspiração que havia possibilitado anteriormente as obras de Rabelais, em meados de 1530.

A neutralidade ética, na Itália, caracterizou um período de culto à beleza. A reação que se seguiu, pelo dogmatismo católico, acusou o senso da beleza e do gozo, pelos sentidos, como vício. Foi o efeito da Contrarreforma.

Calcule-se o efeito dessa atitude, sabendo-se das fortunas e do patrocínio sobre as artes, exercido pelas fundações eclesiásticas.

A ruptura, nos nossos dias, por fatores sociais, econômicos e psicológicos, por demais evidentes, para serem discriminados, das pressões éticas, em nível artístico, coloca flagrantemente o problema de uma nova ética, fundada em base somente estética para a criação artística.

Como dimensionar seu estatuto se, de um lado, paira a volúpia hedonista, diante do terror da conflagração atômica, e, de outro lado, o primarismo da sedimentação social?

A abertura universalista que levou Montaigne ao conceito de que todos os homens eram seus compatriotas é o limite de qualquer tentativa de uma real progressão ética sobre a arte.

A estreiteza visualíssima dos empedernidos nacionalismos corresponde aos irracionais anseios religiosos acima mencionados. Com estes não existe superação, desde que fundados nas passionais raízes de destruição, típicas de uma civilização em declínio que, nas palavras de Horácio, "Laudator temporis acti", estão presos ao exercício do poder.

> FT – As novas tecnologias, além dos seus benefícios, parecem ter agravado ainda mais o problema relativo a essa *ética de rupturas*, gerando o aumento da polarização em todos os sentidos e colocando até em descrédito toda a cultura e a História construída pela civilização. Como antes destaquei, a meritocracia do conhecimento técnico, científico, cultural e artístico tem sido substituída pela chamada *infocracia*.

MÚSICA – MÓDULO CONDICIONANTE

Os otologistas já despertaram, faz muito tempo, para as ligações evidentes entre a música e o comportamento individual ou dos grupos.

Para Pitágoras, dois milênios e meio atrás se firmara a existência da simples relação entre o comprimento da corda tensa e o som produzido quando tangida. Com redução do comprimento à metade, o som eleva-se à oitava superior; e sua redução a um terço alcançará uma quinta acima.

Trata-se, portanto, de uma observação sensorial, relação físico-matemática relativamente simples.

Leibnitz constatou que a execução e a audição da música implicam uma operação de contagem feita pela alma.

O fenômeno do "contato" musical para finalidades políticas e religiosas, entre grupos de juventude, inclusive transpondo barreiras nacionais, é identificável em nossos dias, tendo se incorporado amplamente às nossas experiências diuturnas.

O "transe" que a moçoila londrina ou o rapaz do Afeganistão sentem pela destemperada cadência dos cantores consagrados é muito semelhante, como é parecido o "langor" que lhes transmitem os românticos.

O entendimento dessa força extraordinária, na hipnose e para fins belicosos, vem sendo aprimorado e caminha a passos gigantescos.

Desde os cânticos guerreiros da Antiguidade, o rufar sinistro dos tambores, o enfeitiçamento do "tam-tam" africano até a música suave para as galinhas e sua instalação em chocadeiras ou estábulos, vai uma distância considerável que só pode ser medida pelos grandes relaxamentos musicais, para produção, nos grandes escritórios e indústrias.

Deduz-se, daí, inapelavelmente, que o Estado, mais cedo ou mais tarde, provavelmente mais cedo, há de aproveitar essa energia para o recurso da condução social.

Não seria de estarrecer, assim, algumas ilações.

Aparelhos especiais, instalados nas vias públicas, além de informações e publicidade subliminar, de gênero político, ideológico (com o aproveitamento racional da vibração e tonalidade do locutor), comunicariam mais, direta e eficientemente, a forma e o grau de comportamento.

Assim, teríamos, ao despertar universal, o clássico toque – em escala de enlevo – acompanhado das harmonias para o enrijecimento muscular e tônico espiritual para a jornada de trabalho matutino.

Passar-se-á, logo após, ao escalonamento de divisão – nos grandes centros de trânsito à calma modorrenta para evitar acidentes e facilitar a intuição e acuidade visual, incentivando a tolerância. Nas escolas, o acompanhamento para incentivar o tirocínio e a provocação intelectual.

Ao almoço, apropriadamente, música leve, seguindo-se pequeno intervalo para trechos que facilitem a digestão.

À tarde, das decisões e dos negócios da produtividade, a bolha propositada para o avivamento emocional, declinando ao jantar.

As noites, em seriados, planificadamente concebidas, seriam estruturadas para a comoção cívica, para o retiro religioso, para a concentração familiar, para a arte, e assim por diante.

Herman Hesse, num rasgo de genialidade, anteviu em *Das Glasperlenpiel*:

"A consideração analítica dos valores musicais tinha levado a compreender os respectivos processos em fórmulas físico-matemáticas. Pouco tempo depois começou a Filosofia a servir-se do mesmo método de trabalho".

Se o objetivo é a afinação geral, usemos a música também.

FT – A musicalidade é uma das principais técnicas criadas pela humanidade e ainda tem sido utilizada de forma intensa para os mais diversos fins, desde o incentivo para ações individuais e coletivas, passando pelas publicidades de produtos e serviços, e chegando até a propagação de ideias com fins determinados, inclusive políticos. Todo bom filme tem uma trilha sonora. E toda vida bem vivida também. Todos nós temos as nossas *setlists*, internas ou externas, nos aplicativos digitais ou fora deles. No plano jurídico, há ampla proteção dos direitos dos autores das músicas, por força da Lei 9.610/1998, que traz a notória divisão entre os direitos morais e patrimoniais do autor (art. 22). Os primeiros são tidos como inalienáveis e irrenunciáveis (art. 27). Já os segundos admitem uma disposição mais ampla, como os direitos exclusivos de utilizar, fruir e dispor da obra literária, artística ou científica. Sem prejuízo de outros preceitos, o art. 86 dessa importante norma estabelece que os direitos autorais de execução musical relativos a obras musicais, literomusicais e fonogramas, incluídos em obras audiovisuais, serão devidos aos seus titulares pelos responsáveis dos locais ou estabelecimentos que as exibirem, ou pelas emissoras de televisão que as transmitirem. Por óbvio que a regra também se aplica à exibição através de outros meios de comunicação, como as ferramentas de novas tecnologias que surgiram após a edição da lei, que data do final da década de 1990. A tutela desses direitos serve como estímulo para a contínua e necessária produção musical.

REVISÕES OU ADAPTAÇÕES HISTÓRICAS

> *"O que bem se concebe*
> *Claramente se enuncia,*
> *E a palavra, para dizê-lo,*
> *Chega facilmente."*
> Boileau

Faz algumas décadas, vem-se verificando em muitos países uma sistemática alteração de textos históricos, sempre com o objetivo de modificar o contexto e a interpretação de acontecimentos do passado.

A busca, a qualquer preço, das glórias das importantes descobertas científicas, tem assumido grotescas características, com falsificação de datas e criação de verdadeiros departamentos para forjar documentos inexistentes, tudo visando servir espúrios acentos de nacionalismo primário. O mundo tem visto a propagação de notícias falsas, as *fake news*, sobretudo pelos meios tecnológicos, o que facilita a sua transmissão e dificulta a negação dos conteúdos.

Para o "interesse do Estado", eminentes estudiosos vêm pondo as análises dos fatos pretéritos na dependência da conjuntura social em que estão inseridos, e não na conformidade em que, verdadeiramente, se desenvolveram.

Ou seja, estamos imersos no reino do passado a serviço das fantasias dos passageiros e eventuais interesses de governos.

Já temos, assim, uma "História dos fatos de acordo com esta ou aquela doutrina ideológica".

Deixa de haver um mínimo de objetividade para o entendimento dos fatos desenrolados e do papel exercido pelas personalidades, para que se surpreenda, sempre, uma dinâmica que atenda melhor às conveniências de cada grupo, detentor do Poder.

É uma conversão forçada do maquiavelismo até as raízes encentrais.

Nesse compasso, por exemplo, o papel de líderes Chefes de Estado passa, sucessivamente, e em outros espaços de anos, por diversas gamas de valor.

Ora, a se aceitar, passivamente, o direito do Estado, de, através de seus historiadores, formular concepções OFICIAIS e, portanto, FATAIS, nesse campo, teremos invadido o próprio cerne da inteligência, derivando-se para o subjetivismo alienado das camarilhas policialescas.

E, finalmente, Adão teria ou não comido a maçã, conforme os humanos do escriba do Departamento de História do Ministério da Verdade.

Sentimos que a consagração da praxe cuja instituição se pretende, justificada sob a aparência diáfana de "revelações de fatos e, investigações novas", desemboca, irresistivelmente, contra uma das últimas paradas da livre pesquisa e entendimento: a experiência proporcionada pelos fatos do passado.

Se a superação de hipóteses, pela superposição quantitativa de descobertas, é inteiramente válida, a revisão propositada e oportunista de trechos dos compêndios para a educação histórica é mais um passo, e não dos menores, na trituração da liberdade espiritual.

FT – Os meios tecnológicos têm facilitado, e mesmo propiciado, a propagação de notícias falsas e a revisitação de fatos históricos, do passado e do presente. Além dos problemas éticos que envolvem as chamadas *fake news*, é preciso a ampla responsabilização dos agentes que causam danos a terceiros e a toda a sociedade em virtude dessas notícias.

No campo do Direito Civil, é mais do que necessário rever o conteúdo do *Marco Civil da Internet*, a Lei 12.965/2014. O seu art. 19 consagra uma *responsabilidade civil subjetiva agravada* dos provedores de *internet*, presentes danos decorrentes de seus conteúdos. Nos seus termos, com o intuito de assegurar a liberdade de expressão e impedir a censura, o provedor de aplicações de *internet* somente poderá ser responsabilizado civilmente por danos decorrentes de conteúdo gerado por terceiros se, após ordem judicial específica, não tomar as providências para, no âmbito e nos limites técnicos do seu serviço e dentro do prazo assinalado, tornar indisponível o conteúdo apontado como infringente, ressalvadas as disposições legais em contrário.

Essa ordem judicial deverá conter, sob pena de sua nulidade, a identificação clara e específica do conteúdo apontado como infringente, que permita a localização inequívoca do material. Há uma *responsabilidade subjetiva agravada*, pois, além da prova de dolo ou culpa do provedor, há a necessidade de uma ordem judicial específica, o que é dificultoso para aquele que sofreu os danos, sobretudo de natureza moral, por lesão a seus direitos da personalidade. A experiência mostrou a falta de efetividade desse sistema, sobretudo diante das notícias falsas, a revisitação do passado e as agressões que têm sido praticadas por meio das redes sociais. A questão está sendo analisada pelo Supremo Tribunal Federal, que pode declarar a inconstitucionalidade desse art. 19 do *Marco Civil da Internet*.

Trata-se do Tema de Repercussão Geral 987, que, em sede de recursos repetitivos, almeja a "discussão sobre a constitucionalidade do art. 19 da Lei n. 12.965/2014 (Marco Civil da Internet) que determina a necessidade de prévia e específica ordem judicial de exclusão de conteúdo para a responsabilização civil de provedor de *internet*, *websites* e gestores de aplicativos de redes sociais por danos decorrentes de atos ilícitos praticados por terceiros" (Relator o Ministro Dias Toffoli, *Leading Case*: Recurso Extraordinário 1.037.396). Detalhando o debate, a discussão diz respeito, à luz dos arts. 5º, incs. II, IV, IX, XIV e XXXVI, e 220, *caput*, §§ 1º e 2º, da Constituição da República, à constitucionalidade desse art. 19 da Lei 12.965/2014, "que impõe condição para a responsabilização civil de provedor de *internet*, *websites* e gestores de aplicativos de redes sociais por danos decorrentes de atos ilícitos de terceiros".

Antes da edição dessa lei, fui um dos defensores da aplicação da responsabilidade independente de culpa, decorrente da chamada *cláusula geral de responsabilidade objetiva*, prevista na segunda parte do parágrafo único do art. 927 do Código Civil. Consoante esse dispositivo, haverá obrigação de reparar o dano, independentemente de culpa: *a)* nos casos especificados em lei, como os que decorrem da incidência do Código de Defesa do Consumidor (Lei 8.078/1990); ou *b)* quando a atividade normalmente desenvolvida pelo autor do dano implicar, por sua natureza, risco para os direitos de outrem.

Pois bem, além da possibilidade de invocar a incidência do CDC nesses casos, sempre defendi, no passado e desde o já extinto Orkut, que as redes sociais seriam ambientes de risco, respondendo objetivamente os provedores de conteúdo. Entre outras obras, esse entendimento consta do livro *Responsabilidade objetiva e risco. A teoria do risco concorrente*, que é fruto da minha tese de doutorado defendida na Faculdade de Direito da USP em 2010 (São Paulo: Método, 2011).

Na época que antecedeu o surgimento do *Marco Civil*, os que seguiam essa posição, pela possibilidade de incidência da responsabilidade objetiva prevista no Código Civil, foram chamados de defensores da censura e de equivocados. Porém, a experiência malsucedida com as redes sociais – não só no Brasil, mas no mundo – demonstrou que tínhamos razão. Talvez esse caminho, de aplicação do Código Civil para a responsabilização dos provedores de conteúdo, seja o adotado pelo Supremo Tribunal Federal, quando do julgamento do Tema 987.

Não se pode admitir, é verdade, que as empresas de tecnologia não tenham qualquer responsabilidade, diante dos riscos que criam a todos e dos lucros que advêm dessa criação. Devem incidir, portanto, as ideias de risco-criado e de risco-proveito, que, para mim, fundamentam a responsabilização civil de algumas leis, como o Código de Defesa do Consumidor e o próprio art. 927, parágrafo único, do Código Civil.

A ética e o Direito não podem mais admitir, ademais, que essas empresas de tecnologia funcionem e tenham atividades no Brasil sem a mínima estrutura não só para serem demandadas — muitas vezes elas sequer têm prepostos ou escritórios que propiciem a citação em ação judicial —, como também patrimônio para responderem pelos danos causados, sejam eles individuais, coletivos ou mesmo difusos, para toda a sociedade.

O USO POLÍTICO DO VOCÁBULO

Infindáveis variações curiosas podem ser assinaladas nas associações ideológicas que a palavra sofre.

A título de ilustração e curiosidade, consignamos alguns exemplos, bem típicos, de como se faz a penetração sublinear, com influências ulteriores, evidentes, no comportamento social:

X.P.T.O. – Cristo – tetragrama sagrado do tempo das catacumbas, hoje dado como equivalente ao adjetivo ótimo.

Abaré – padre, sacerdote. Nome que os indígenas davam aos missionários; de origem tupi, *abá* (homem) e *ré* (diferente).

Abatimento – ato de abater físico e moral; diminuição de preços.

Bródio – refeição alegre; caldo que se dava aos pobres à porta dos conventos.

Brigador – valente, corajoso.

Paciente – doente; aquele em favor de quem é impetrado *habeas corpus*.

Olho-grande – olho mau; aquele que lança o mau-olhado. Faça-se a racionalização a partir de "olho" – vista aguda, cuidado, atenção.

Paz – pessoa indolente (além de outros significativas).

Essas palavras, coligidas, inteiramente para exemplo, são, no entanto, elucidativas. Até onde os costumes, o sistema social, as posições econômicas e de classe, enfim, o interesse dos grupos culturais de formação deitam normas para ampliar, restringir, dinamizar e, eventualmente, esmaecer até a desaparição com os vocábulos, a seu serviço.

Tais propósitos, e sua flexibilidade, podem ser melhor observados, ainda, se fizermos comparações, em idiomas diferentes, diante de situações políticas opostas.

Remetemos, para tanto, o leitor ao manuseio dos dicionários de inglês e russo e à variação de palavras como: democracia, progresso, desenvolvimento, paz, maturidade e daí por diante.

É claro que todas essas manifestações encontram lenitiva e resistência na formação histórica e psicológica do povo, a ponto de sutilezas quase desapercebidas revelarem sedimentação de tabus e preconceitos.

FT – Não só o uso das palavras, como também de *memes* e *emojis* – além de outros símbolos –, tem sido efetivado pela *internet*, com o intuito político e cultural. A chamada *guerra cultural*, de ideologias e, corriqueiramente, com afirmações totalmente sem sentido, tem os seus símbolos próprios e, muitas vezes, esses símbolos são utilizados com intuito próprio, surgindo mais uma vez o argumento da necessidade de revisão da responsabilidade dos agentes que causam danos nos meios sociais, não só individuais, mas também coletivos e difusos.

PERSEGUIÇÃO E ENQUADRAMENTO DE INTELECTUAIS

Reveladora notícia informa que, na Itália, o consagrado romancista Alberto Morávia foi obrigado a prestar exaustivo exame de cultura geral para poder exercer a profissão de jornalista praticante. Trata-se, evidentemente, de uma incipiente, mas óbvia, tentativa de forçar o intelectual ao paulatino atendimento de normas predeterminadas, legais.

Seria o mesmo que exigir de Shakespeare, para publicar suas peças, um exame vestibular de teatro, suas técnicas e modalidades, obrigando-o a decorar, para tanto, gabaritos de terminologia específica.

Na Rússia Soviética, Alexandre Sholnetzin, autor de feliz romance sobre as condições nos campos de trabalho stalinistas, é convidado a fazer sua autocrítica sob pena de ser considerado um traidor nacional.

São as formas diferentes, sub-reptícias, da mesma ampla e generalizada tentativa de perseguição e bitolamento do pensamento livre.

Realmente, enquanto Buñuel, a mais alta expressão da filmografia espanhola, é obrigado a trabalhar, fora de seu país, pelo ardente senso libertário de sua produção, institucionalizam-se os lauréis de poetas oficiais, escritores oficiais, pintores oficiais, castrados em seus anseios criadores, germinados para os interesses governamentais.

O pretexto é, sempre, a defesa de superiores interesses. Fernando Arrabal foi condenado por insultar a pátria e Deus: e, em plena década de 1960, considerado "sacrílego, blasfematório, antipatriótico e obsceno".

> FT – Além da histórica e conhecida perseguição aos intelectuais efetivada pelo Estado, os últimos anos têm revelado um enquadramento também por pessoas e grupos privados. O tema do *anti-intelectualismo* tem surgido constantemente nos debates dos autores deste livro. Durante a pandemia de Covid-19 a ciência foi duramente atacada e contestada, sobretudo por argumentos distantes da técnica e nas redes sociais. Propagaram-se os pajés e curandeiros digitais. Pregou-se o indiscriminado uso de medicamento, quando se sabe que nunca na história da humanidade uma pandemia viral foi por eles controlada. Tudo isso demanda uma necessária e ampla responsabilização dos *anticiência* e daqueles que atacaram, perseguiram e ainda tentam enquadrar os intelectuais, os estudiosos e os verdadeiros especialistas. Há também a necessidade de responsabilização – sobretudo civil, com pagamento de indenizações – dos gerenciadores de conteúdo da *internet*, que têm ganhos com a propagação e difusão dessas ações.

A COLOCAÇÃO MORAL DA LIBERDADE

A responsabilidade do indivíduo perante a sociedade, classe e nação, sobreleva os graus factíveis de liberdade, até o interesse, fora e acima dele mesmo.

Simone de Beauvoir afirmou que a liberdade de um único homem deve contar mais do que uma colheita de algodão ou de borracha sintética.

Sob a capa, aparentemente lógica e moral, de que deve ser ligada ao conteúdo da ação, obra-se por determinar o indivíduo como consciência de si, no interior da comunidade – tratando-se de um fenômeno universal de hoje.

A recusa a todo e qualquer valor fora do indivíduo, como elemento essencial de *nego* para a alienação, se justapõe aos esforços de um substrato criador e avantajado, em relação a qualquer outro na história, para o encontro social integrado. Eis que a oposição aparente entre os dois interesses jamais prevalece, na ética libertária, superando-se a cada momento e a cada passo, até o conceito de Saint Exupéry: o homem é apenas um nó de relações; só as relações contam para o homem, que é a antítese do sentimento de posse ou a validade do instrumento de uso, pelo outrem ou pela sociedade.

FT – A liberdade é um dos valores mais importantes da humanidade, estando prevista em praticamente todas as Constituições de países democráticos. Como antes destacado, a palavra "liberdade" aparece no nosso Texto Maior dezenove vezes, o que não é em vão. O seu próprio preâmbulo expressa que "nós, representantes do povo brasileiro, reunidos em Assembleia Nacional Constituinte para instituir um Estado Democrático, destinado a assegurar o exercício dos direitos sociais e individuais, **a liberdade**, a segurança, o bem-estar, o desenvolvimento, a igualdade e a justiça como valores supremos de uma sociedade fraterna, pluralista e sem preconceitos, fundada na harmonia social e comprometida, na ordem interna e internacional, com a solução pacífica das controvérsias, promulgamos, sob a proteção de Deus, a seguinte Constituição da República Federativa do Brasil". Na legislação infraconstitucional, surgida nos últimos anos, merece destaque a Lei da Liberdade Econômica (Lei 13.874/2019), que procurou regulamentar a livre-iniciativa, prevista no art. 170 do Texto Maior. Consoante o seu art. 2º, são princípios que a regem: *a)* a liberdade como uma garantia no exercício de atividades econômicas; *b)* a boa-fé do particular perante o poder público; *c)* a intervenção subsidiária e excepcional do Estado sobre o exercício de atividades econômicas; e *d)* o reconhecimento da vulnerabilidade do particular perante o Estado. Não se pode esquecer, contudo, que a liberdade não é absoluta, funcionando o Direito com anteparo para o uso da liberdade como instrumento de massacre de uma parte pela outra, sobretudo nas relações negociais e contratuais. Assim, a liberdade pode e deve ser mitigada quando presentes outros interesses, sobretudo relacionados a valores constitucionais. A liberdade também encontra limites em regras e princípios. Nas relações contratuais, aliás, destacam-se a função social do contrato (art. 421 do Código Civil) e a boa-fé objetiva (art. 422 do Código Civil). A própria Lei da Liberdade Econômica, a lei mais liberal do País, estabelece, entre os direitos de liberdade econômica, "a garantia de que os negócios jurídicos empresariais paritários serão objeto de livre estipulação das partes pactuantes, de forma a aplicar todas as regras de direito empresarial apenas de maneira subsidiária ao avençado, exceto normas de ordem pública" (art. 3º, inc. VIII). Constata-se, assim, que, mesmo nos grandes contratos empresariais e paritários – objeto dessa lei –, as normas cogentes ou de ordem pública devem ser respeitadas, não podendo ser contrárias, o que constitui uma afirmação secular do Direito Civil.

O AMIGO QUE SÓ FALTA FALAR

O homem – Eu não sou como você. Não tenho nada de mecânico nem de máquina.

O robô (ofendido e surpreso) – E por acaso eu estou morto?

O homem (em tom conciliador) – Bem, bem... eu não quis ofender sua dignidade.

O robô – Minha dignidade? Quer dizer que você reconhece minha personalidade?

O homem – Não reconheço, nem o nego.

O robô – Sofista. Você está fugindo da resposta, fazendo um jogo de ideias e de palavras.

O homem – Mas, mesmo admitindo que você seja gente, que importância poderia ter isso? O importante não é admitir ou deixar de admitir um fato. O importante é que o fato exista. E você não é mais do que uma quantidade negativa.

O robô – Quantidade negativa? Você poderia saber imediatamente que sou eu. Bastava fazer um esforço para reconhecer minha personalidade. Você tem sempre à mão...

O homem – Sempre tenho à mão uma possibilidade e agora mesmo vou utilizá-la. A de desligá-lo... (o homem desliga a corrente do robô e se faz um silêncio confortador).

De Gennadi Gor, Moscou, 1961

FT – Tem-se debatido no âmbito jurídico a personalidade jurídica dos robôs e da chamada "inteligência artificial" (IA), assunto que já trato nos meus livros de Direito Civil. Tenho entendido que não é possível reconhecê-los como pessoas humanas, o que seria, inclusive, uma negação e um avilte à dignidade humana, prevista no art. 1º, inc. III, da Constituição Federal.

Com a inviabilidade desse enquadramento, os robôs e a inteligência artificial podem ser tidos como *entes despersonalizados*, entidades que não têm a citada personalidade jurídica das pessoas naturais ou jurídicas, mas que têm legitimidade para algumas medidas, tutela pelo Direito e possibilidade de responsabilização. Assim o são, a propósito e a título de exemplo, a massa falida – conjunto de bens formado com a falência de uma empresa –, o espólio – conjunto de bens formado com o falecimento de alguém – e o condomínio edilício, segundo a posição que ainda prevalece na doutrina e na jurisprudência do Direito Civil.

Sobre a inteligência artificial, foi nomeado um grupo de trabalho pelo Senado Federal para a criação de uma lei sobre o tema, o que deu origem ao Projeto de Lei 2.338, de 2023, por iniciativa do Senador Rodrigo Pacheco. A proposição está agora em debate no Congresso Nacional.

Como última nota sobre o assunto, na *IX Jornada de Direito Civil*, promovida pelo Conselho da Justiça Federal e pelo Superior Tribunal de Justiça, foi aprovado enunciado segundo o qual, independentemente do grau de autonomia de um sistema de inteligência artificial, a condição de autor a respeito das obras eventualmente produzidas pelo sistema, nos termos da Lei 9.610/1998, é restrita aos seres humanos (Enunciado n. 670). Portanto, a autoria de trabalhos efetivados pela chamada "inteligência artificial" deve ser atribuída às pessoas humanas que os desenvolveram, e não à IA em si, o que confirma a ideia de não existir a sua personalidade jurídica, exatamente como defendo.

HOMEM-VENDEDOR (ALÍNEA...) – HOMEM-COMPRADOR (ALÍNEA...)

Para realizar o exercício do processo de despersonalização que altera o indivíduo, enquadrando-o numa categoria, transcrevemos, a seguir, os assuntos referenciados para um "Curso de vendedor".

Para o leitor, condicionado nas formulações do pensamento industrial, os temas são familiares e muito naturais, sem qualquer vislumbre de indignação.

O horror que esta brutalização, edificada em sistema didático, de mecanização padronizada significa, está implícito na redução da grandeza do comportamento individual ao estímulo para comprar e malícia para vender.

Obviamente, existem outras categorias, por exemplo, de "audiência de Televisão", divididas por zonas, opções de horários etc., de "poder aquisitivo", de "reflexos opinativos".

O que nos permite assegurar que, em pouco tempo, e para facilidade das relações, cada indivíduo irá portar, juntamente com sua Carteira de Identidade, uma "Carteira de categoria", cuja numeração obedecerá a rigoroso e estrito sistema de enquadramento. ASGE, acompanhado da característica civil 269/56, por exemplo, correspondendo a cada letra, seu gesto, sua velocidade de reação ao chamamento da publicidade, e assim por diante.

Numa peça teatral, hoje clássica, Arthur Miller retrata a morte do caixeiro-viajante, cujo vínculo de vida dependia inteiramente da sua capacidade de integração na categoria.

PROGRAMA:

a) A personalidade do vendedor.
b) As qualidades morais do vendedor.
c) Aparência adequada.
d) O que é vender.
e) Estágios mentais.
f) Atitude mental do vendedor.
g) Apelos humanos da mercadoria.
h) Ficha humana.
i) As cinco portas da mente.
j) Tipos psicológicos de clientes.
k) Conhecimento da mercadoria.
l) Conhecimento da firma.
m) O homem certo.
n) Apresentação padronizada.
o) A "segunda verdade".
p) O "fechamento" da venda.
q) A palavra e o gesto.
r) As primeiras impressões.
s) O planejamento.
t) Faça autoanálise.
u) Conselhos úteis.

Qualquer comentário minucioso seria extemporâneo para sublinhar a enormidade dessa catalogação. Permitimo-nos unicamente chamar a atenção para os itens "h" – ficha humana, supremo dislate da insensibilidade, e "g" – apelos humanos da mercadoria, o que revela a total comunhão com o produto.

Programas dessa natureza são de tal forma corriqueiros no currículo dos cursos e planejamentos das grandes empresas que sua enunciação já se incorporou à nossa linguagem comum, eivada dos prejuízos de ciência social comprometida.

Assim é que, no jargão do dia a dia, é comum incorporarem-se as ideias predominantes daquelas categorias – vendedor e comprador. Temos, portanto "A Elza, do José" referenciando a esposa de alguém, como de sua propriedade, o que, aliás, tem profundas raízes históricas e sociais da sujeição feminina; "Fulano é 3.000 cruzeiros", significando que ganha tanto, colocando-se o verbo na essência de sua vida.

Segue-se o extrato de um programa de curso de Psicologia popular, ministrado por catedrático, considerado autoridade na matéria, com inúmeras recomendações universitárias.

Trata-se da complementação fatal do anterior e, assim, desnecessárias quaisquer anotações, diante da rudeza franca e cruel das palestras. Ressalte-se, por abundância, a frívola despreocupação na abordagem da titulação e, finalmente, a ideologia que se esconde atrás dos itens 1 e 28. A obsessão da Legião dos Vencedores, talvez, quem sabe, a categoria superior desta espúria sociedade.

PROGRAMA DO CURSO:

1 – Quem sou eu? Quem pergunta?
2 – Os eternos sonhadores.
3 – A legião dos fracassados.
4 – A vontade de falhar.
5 – A voluptuosa morbidez dos fracassados.
6 – As recompensas do fracassado.
7 – As frustrações.
8 – Os complexos.
9 – Pobreza hereditária.
10 – Chorões e lamentadores.
11 – Limitações individuais.
12 – Autoanálise.
13 – Mecanismo de defesa.
14 – A substituição.

15 – Supercompensação.
16 – Os tipos humanos.
17 – Nosso ritmo emocional.
18 – O medo de viver.
19 – O medo de morrer.
20 – Passado, presente, futuro.
21 – Os grandes segredos universais.
22 – O átomo individual.
23 – A árvore da vida.
24 – O poder de energia mental.
25 – A deflagração do átomo da personalidade.
26 – Educação do pensamento.
27 – O homem superior.
28 – A legião dos vencedores.
PSICOLOGIA DO(A)
a) Homem, b) Mulher, c) Amor, d) Sexo, e) Ciúme.

FT – A associação da pessoa humana com as figuras de vendedor e de comprador gera debate sobre o chamado *homo economicus*, com comportamento racional visando à realização contínua de negócios e transações econômicas no mundo contemporâneo. Assim, somos cada vezes mais vendedores e compradores, *estereotipados* por comportamentos repetitivos de mercado e induzidos a comportamentos pelas novas tecnologias. A questão também envolve o contínuo, profundo e intenso endividamento das pessoas e das famílias, problema que foi muito agravado nos últimos anos não só pelas seguidas crises econômicas como também pela pandemia de Covid-19.

Há, nesse contexto, a ideia jurídica de *superendividamento*, definida como a situação em que há a impossibilidade do devedor consumidor pessoa natural em pagar todas as suas dívidas, atuais e futuras, em tempo razoável, mormente se consideradas sua capacidade econômica e suas rendas. Em casos tais, a fim de se proteger o consumidor, deve-se levar em conta a sua boa-fé.

Continuo a entender que o afastamento dessa infeliz situação se dá pela necessidade de redução das taxas de juros convencionais no Brasil. Também passa pela necessidade de efetivação de medidas educacionais para o brasileiro médio que, em regra e infelizmente, não sabe lidar com a concessão de crédito.

Em 2021, em meio à grave crise pandêmica, o tema passou a ser tratado pela Lei 14.181/2021, conhecida justamente como *Lei do Superendividamento*, decorrente do Projeto de Lei 3.515/2015, por iniciativa e liderança da Professora Claudia Lima Marques. Além das modificações dos arts. 4º, 5º, 6º e 51 do Código de Defesa do Consumidor, foi introduzido um capítulo a respeito "da prevenção e do tratamento do superendividamento" (arts. 54-A e 54-G da Lei 8.078/1990). Tutela-se o *mínimo existencial* como um novo princípio que rege a Lei Consumerista. Procura-se amparar um *patrimônio mínimo da pessoa natural* para que possa viver com dignidade, tese há tempos defendida pelo Professor Luiz Edson Fachin.

Nos termos do novo art. 54-A do Código de Defesa do Consumidor, a nova norma dispõe sobre a prevenção do superendividamento da pessoa natural, sobre o crédito responsável e sobre a educação financeira do consumidor. Quanto ao conceito da situação tratada da norma – e aqui antes definida –, o § 1º prevê que se entende "por superendividamento a impossibilidade manifesta de o consumidor pessoa natural, de boa-fé, pagar a totalidade de suas dívidas de consumo, exigíveis e vincendas, sem comprometer seu mínimo existencial, nos termos da regulamentação". Essa boa-fé pode ser demonstrada, por exemplo, pelo interesse do consumidor em procurar seus credores para pagar suas dívidas.

Essas dívidas englobam quaisquer compromissos financeiros assumidos decorrentes de relação de consumo, inclusive operações de crédito, compras a prazo e serviços de prestação continuada, ou seja, contratos de trato sucessivo em geral (art. 54-A, § 2º, do CDC). Valorizando a necessidade da presença de boa-fé, o comando também estabelece que as normas de prevenção e proteção a respeito do superendividamento não se aplicam ao consumidor cujas dívidas tenham sido contraídas mediante fraude ou má-fé, sejam oriundas de contratos celebrados dolosamente, ou seja, com a intenção e o propósito de não realizar o pagamento, ou decorram da aquisição ou contratação de produtos e serviços de luxo de alto valor (art. 54-A, § 3º, do CDC). A análise do que sejam produtos e serviços de luxo de alto valor demanda análise casuística, constituindo uma cláusula geral. Para tanto, penso que deve ser considerada a realidade econômica e social do local onde pactuados tais contratos.

O Código de Defesa do Consumidor prevê outras regras importantes, como as relacionadas ao efetivo tratamento do consumidor superendividado, por meio da utilização de técnicas de conciliação e mediação de conflitos oriundos a tal situação. A esse propósito, merece destaque o novo art. 104-A da Lei 8.078/1990, segundo o qual, a requerimento do consumidor superendividado pessoa natural, o juiz poderá instaurar processo de repactuação de dívidas, com vistas à realização de audiência conciliatória, presidida por ele ou por conciliador credenciado no juízo, com a presença de todos os credores de dívidas. Nessa audiência, o consumidor superendividado apresentará proposta de plano de pagamento com prazo máximo de cinco anos, preservados o mínimo existencial e as garantias e as formas de pagamento originalmente pactuadas.

Visando efetivar a norma, e trazendo verdadeiro *dever de renegociar* dos fornecedores, está nela previsto que o não comparecimento injustificado de qualquer credor, ou de seu procurador com poderes especiais e plenos para transigir, a essa audiência de conciliação acarretará a suspensão da exigibilidade do débito e a interrupção dos encargos da mora, ou seja, do inadimplemento do consumidor. Também gerará a sujeição compulsória do fornecedor ao plano de pagamento da dívida, se o montante devido ao credor ausente for certo e conhecido pelo consumidor, devendo o pagamento a esse credor ser estipulado para ocorrer somente após o pagamento aos credores presentes na audiência conciliatória.

A norma veio em boa hora e deve afastar, nos próximos anos, a estereotipação dos consumidores como maus pagadores, fazendo com que possam adquirir bens no mercado de consumo para a sua tutela patrimonial mínima, superadas as graves crises pelas quais passamos nos últimos anos.

AS VISÕES DA ALIENAÇÃO

Turguéniev criticava o artista que via o mundo pelos vãos da janela, com os pés, em cuba de água quente.

Koestler considerou sonâmbulos aqueles que são capazes de uma visão, menos superficial, sobre a realidade.

Pelos desacertos sociais, no tumulto, na desordem, sem qualquer organicidade – com prejuízos econômicos, psicológicos –, o homem é incapaz de mobilizar parcelas mínimas de suas capacidades, de trabalho, principalmente intelectuais.

Reinam, portanto, depois de milênios de civilização, as sombras do desentendimento do próprio homem, a busca de suas razões, suas relações com o semelhante, na decretação da falência dos valores que informaram os conceitos éticos de toda essa cultura.

A culminância e a consequência desse processo, com o coroamento científico, só podem levar ao que vem se constatando, o opróbrio da aplicação de esforços para a morte e a destruição, na guerra.

Tal como se fosse um labirinto propositado, urge encontrar e desmontar os nódulos críticos, para tanto partindo de concepções arrojadas, com dados fornecidos pela colaboração da revolução técnica, aliada à humanística não engajada, em termos religiosos ou políticos, superados.

FT – As novas tecnologias não podem deixar de lado o humanismo e a valorização da pessoa humana, sendo necessário manter os valores éticos e jurídicos que construíram a civilização. Por isso, reafirmamos que as novas tecnologias não podem ser subterfúgio para não serem aplicadas as leis e outros mecanismos fundamentais ao Estado Democrático de Direito.

LINGUAGEM E COMUNICAÇÃO

O jogo de intensidade das palavras que varia, até, de pessoa para pessoa, na medida em que seu exame revela maior associação de ideias, tem, também, alguns elementos coletivos. E o som mais importante é o som inicial da sílaba radical e o som inicial da própria palavra, bem como uma ou mais que uma das vogais acentuadas, que se fixam na frase.

O processo é concomitante quando ditas em grupos para calcar o significado de sua comunicação.

Informadas pelo amor ou pelo ódio, pela crença ou descrença, elas virão carregadas de paixão ou de frieza.

Ainda, para as cinco mil línguas e dialetos diferentes, além dos idiomas secundários que traem o babilônico desentendimento, poucas são as tentativas de uniformização das quais se sobreleva por sua inteligência e organicidade o esperanto, de Zamenhof.

A coordenação de estudos objetivos para reformulação do problema da linguagem, entendido como instrumento básico de comunicação, é matéria de primeiro plano, bem como a facilitação interidiomática.

E isso deve ser planificado a partir dos sistemas didáticos de ensino, escalonando-se por sua verdadeira ordem hierárquica, de importância, a compreensão da função social e psicológica do vocábulo.

FT – Além da palavras ditas pelos vivos, tem sido muito utilizado – por meio das novas tecnologias, sobretudo pela chamada "inteligência artificial" – o emprego de vozes dos mortos para trazer mensagens aos vivos. Em anos recentes, uma empresa de vendas pela *internet* fez publicidade em que o pai de um famoso camisa dez pediu o último gol no Maracanã. O tema coloca em debate, mais uma vez, os limites éticos e jurídicos do uso de imagem e de outros direitos da personalidade das pessoas já falecidas, tema tratado pelo Código Civil, em seus arts. 12 e 20. Além das questões éticas, é preciso lembrar que alguns *direitos personalíssimos*, até pelo uso do sufixo, *morrem com a pessoa*. Imagine-se, por exemplo, que a voz do falecido fosse utilizada para que ele pedisse um gol para a equipe arquirrival. Muito além dos interesses e direitos dos herdeiros, existem outras questões envolvidas, que impõem limitações ao uso dessas tecnologias em questões relativas ao *de cujus*.

DESENVOLVIMENTO DA INTELIGÊNCIA

O homem é o único ser vivo que dispõe de doze a quinze bilhões de células nervosas e suas inúmeras circunvoluções na formação do cérebro, os neurônios.

O sistema de células de neurônios é tão complicado em suas malhas que supera centenas de milhares de vezes o grau de complexidade – em cibernética – dos maiores cérebros eletrônicos que contêm, no máximo, dezenas de milhares de elementos computadores.

Ao longo de milhões de anos, a parte frontal e lateral do córtex dilatou-se na transição do macaco para o homem, criando um setor cerebral, o centro da linguagem.

A série de transformações por que passa o indivíduo (ontogênese) e em que essas partes crescem, sucessivamente, é qualificada por heterocronia-divergência dos tempos, dos setores cerebrais. Os que servem funções físicas elementares, com desenvolvimento precoce, e aqueles aos quais estão confiadas tarefas complicadas, estudo e memória. Essas partes se empilham e cada nível é mais complicado que o subjacente, sendo o mais complexo e espesso o córtex, onde existem quinze mil elementos celulares em cada milímetro quadrado da superfície.

Os setores precoces do cérebro-córtice primário se deslocam para o seu interior e aí são comprimidos, quer dizer, parcialmente perdem em volume.

Esse deslocamento seria a introversão. As partes de formação tardia buscam a superfície ao longo da qual se estendem, que seria a prominação.

Para um possível desenvolvimento ininterrupto do cérebro só essas partes interessariam, eis que elas se imprimem através das meninges, um processo que se chama de impressão, que são o negativo exato das circunvoluções proeminentes correspondentes do cérebro. Com uso de gesso o crânio que contém o cérebro pode-se transformar o negativo das impressões das circunvoluções no positivo das originárias. Embora para zoólogos da categoria de Bernard Rensch o desenvolvimento do cérebro tenha entrado em sua etapa final, sendo um órgão pronto e acabado, para outros, como Constantin von Ecomo e Hugo Spatz, estes defendem a hipótese de "que novos órgãos surgirão no córtice e novas capacidades psíquicas hoje imprevistas serão conquistadas pelo gênero humano".

Acreditam que o néo-córtice basal se desenvolveu por último na série dos primatas que conduzem ao homem; não se achava ainda inteiramente formado nos homens primitivos exumados; é o último a desenvolver-se no processo embrionário; atinge no homem o grau mais forte de impressão. Ainda que lesões bilaterais do néo-córtice basal não provoquem alterações nas funções dos sentidos e movimentos, da linguagem e inteligência, atingem o caráter e a personalidade.

Assim, o desenvolvimento provável do néo-córtice basal implicaria o das qualidades do homem que consegue dominar os instintos, fortalecendo o autodomínio e o sentido social. Até aí as conjecturas científicas fornecem um processo para o desenvolvimento dos órgãos, de milhões de anos, segundo os biólogos.

Para a fantasia que se apercebe, dos miraculosos avanços da técnica, inclusive no organismo, consignamos que experiências dessa categoria serão efetivadas nos próximos anos.

E a aterradora dúvida é se isso se fará no conceito nazista do "super-homem", usando como cobaias prisioneiros políticos, ou com respeito à dignidade do ser humano.

Não falecem dúvidas de que a ciência não se deterá, bem pelo contrário, sentir-se-á estimulada a novas investidas, nesse campo que é a razão final de todos os seus experimentos: o aperfeiçoamento da espécie, pelo desenvolvimento do cerne da inteligência.

FT — Os horrores percebidos e vividos na Segunda Guerra Mundial, sobretudo por práticas eugênicas e de extermínio então praticadas, geraram a extinção de qualquer tentativa de busca do "super-homem" ou do *homem perfeito*. A esse propósito vale sempre assistir ao documentário *Homo sapiens 1900*, de Peter Cohen, de 1998. O filme traz um vasto material de pesquisa, com fotografias, filmes de épocas distintas e documentos sobre as experiências eugênicas europeia, americana e soviética, em busca de um *determinismo racial*. No caso brasileiro, as experiências com seres humanos com vistas à clonagem estão vedadas pela *Lei de Biossegurança*, como antes apontado. Não há lei específica a respeito de outros experimentos, sendo a matéria regulada apenas por Resoluções do Conselho Federal de Medicina, com normas deontológicas de conteúdo ético, caso do Código de Ética Médica (Resolução 2.217, de 27 de setembro de 2018, modificada pelas Resoluções 2.222/2018 e 2.226/2019). Muitas das questões têm sido debatidas à luz do art. 13 do Código Civil, que trata da disposição de partes do corpo por ato *inter vivos*. Consoante o seu *caput*, salvo por exigência médica, são vedados os atos de disposição do próprio corpo, quando importarem diminuição permanente da integridade física, ou contrariarem os bons costumes. O seu parágrafo único prescreve, ademais, que os atos de disposição serão admitidos para fins de transplante, matéria tratada pela Lei 9.434/1997. Nos termos do Enunciado n. 401, aprovado na *V Jornada de Direito Civil*, não contraria os bons costumes a cessão gratuita de direitos de uso de material biológico para fins de pesquisa científica, desde que a manifestação de vontade tenha sido livre, esclarecida, e puder ser revogada a qualquer tempo, conforme as normas éticas que regem a pesquisa científica e o respeito aos direitos fundamentais. Quanto à disposição *post mortem* para fins de pesquisa e científicos, merece destaque o art. 14 do Código Civil, que assim se expressa: "é válida, com objetivo científico, ou altruístico, a disposição gratuita do próprio corpo, no todo ou em parte, para depois da morte. Parágrafo único. O ato de disposição pode ser livremente revogado a qualquer tempo". De todo modo, não há autorização para que essas pesquisas sejam feitas com intuito eugênico, de busca por um ser humano "perfeito", prática que viola gravemente o princípio da dignidade da pessoa humana, com previsão no art. 1º, inc. III, da Constituição Federal de 1988.

ZUMBIS ORIENTADOS POR CENTRAIS DE PENSAMENTO?

As estupendas descobertas médicas, dos últimos anos, permitem que um aparelho implantado na cavidade torácica estimule o coração preguiçoso e até o enxerto. Impulsos elétricos emitidos pelos eléctrodos do aparelho, implantado no músculo cardíaco, induzem o coração lesado a bater setenta pancadas rítmicas por minuto.

Para os que sofrem de pressão arterial, um dispositivo elétrico estimula os nervos do seio carotidiano do pescoço.

Em paraplégicos, miniaturas de receptores de rádio ligados a eléctrodos, incrustados no tecido muscular da bexiga, controlam seu funcionamento.

Estimulando-se, eletricamente, os nervos que conduzem ao diafragma, talvez a respiração possa ser restabelecida, ajudando pacientes afetados por pólio bulhar.

Diante de tais conquistas, a decorrência da possibilidade de um controle direto sobre as zonas do pensamento deixa de ser uma hipótese para entrar na eventual cogitação de nossas preocupações.

Teórica e tecnicamente, nada impediria que médicos e engenheiros, em trabalho comum, devaneassem sobre a possibilidade da introdução de baterias e máquinas de informação que, num sistema coordenado, orientaria a vida dos bonecos-homens, transformados em autênticos zumbis.

E, disto não temos dúvidas, se não se fizer resistência intelectual para uma nova concepção de ética humanística, tais processos de intervenção, mas cedo ou mais tarde, ameaçarão a própria individualidade.

> FT – Este tópico da obra demonstra a atualidade dos textos originais escritos pelo Professor Jacob Pinheiro Goldberg, na década de 1960, e o seu dom de predestinar e acertar previsões do futuro. Isso aconteceu, de forma muito intensa, durante e depois da pandemia de Covid-19. Aqui, o Mestre não só acerta muitos avanços científicos percebidos nas décadas seguintes até a atual, sobretudo para a medicina, com o incremento de implantes robóticos que melhoram a vida das pessoas, sobretudo as com deficiências; como também advinha que muitos seres humanos se transformariam em "zumbis", guiados por "centrais de pensamento". E foi esse o trecho que me motivou à proposta de atualizar o livro original e transformá-lo em uma obra em coautoria, não só sobre ética e tecnologia, mas também sobre o Direito. Os *zumbis contemporâneos* são hoje "desorientados" pelas novas tecnologias, em especial pelos *smartphones*, que nos usam e nos guiam, a partir de interesses e anseios bem definidos, por verdadeiros manipuladores virtuais. Como escreve Byung-Chul Han em seu livro *Não coisas*, enquanto, no passado, usávamos o telefone comum, hoje o *smartphone* nos usa. Quando não queríamos usar o telefone comum, ele era *tirado do gancho*. Atualmente, não conseguimos ficar *fora do gancho*, e as redes e os artifícios digitais que estão nos *smartphones* nos mantêm ligados vinte e quatro horas por dia, sete dias por semana. Por isso, novamente, há o debate a respeito da necessária responsabilização das empresas de tecnologia, dos provedores de conteúdo da *internet* e também dos agentes que usam as ferramentas de tecnologia para induzir comportamentos, como se fôssemos todos verdadeiros *zumbis tecnológicos*. O que o futuro nos guarda, a par dessa realidade? Algo bom não parece ser.

ARTE PARA ELITE E ARTE PARA AS MASSAS – DUALIDADE PARA O CONSUMO

Os setores privilegiados do poder, que usufruem as maiores parcelas do desenvolvimento econômico, aspiram a um distanciamento progressivo e total das camadas de classe média e dos trabalhadores.

Esse distanciamento realiza sua motivação psicológica e justifica, perante sua própria consciência e indagação moral, o nível de conforto e as dificuldades alheias.

Para tanto, necessita, entre outros elementos, de uma arte privada, que seja estética e formalmente inacessível, com símbolos indecifráveis para as multidões, municiada de linguagem hermética.

Um ideólogo dessa concepção, Karl Hoffer, explicitou:

"Quanto mais significativa é uma arte, tanto menos ela pode ser arte para grandes massas. Aquilo que a massa procura na arte é a aparência, mas é nela que se satisfaz, de uma forma descomprometida, simples e cheia de sentido, o sentimento profundo e puro das grandes massas para tudo o que é nobre".

O paralelismo entre esse ponto de vista e a dissolução da produção artística que se afiniza com o tecnicismo é óbvio. Podemos constatá-lo na música de Schoenberg, em grande parte do concretismo, na literatura a partir de Joyce.

A revelação inspirada acaba substituída pelo desengonçado do objeto, sem mérito de ordenação, mas que teria o condão de conectar por sua simples existência.

O fenômeno industrial do mercado consumidor sedento acabará pelo uso do conduto mais ambivalente, expressivo e danoso:

Uma dupla noção de arte: para a elite e para o populacho. Esta, a figuração desintegrada e aleatória de dimensões indefinidas.

Aquela, a história em quadrinhos.

Esta, apanágio e propriedade de círculos e exposições restritas, em ambientes fechados para os dirigentes enfatuados que se manipulam, mutuamente, nas academias do gozo. Aquela, o primarismo selecionado que acomoda e tranquiliza, no conformismo bovino.

A literatura das novelas chorosas de televisão e os seriados de espionagem em contraposição aos devaneios luxuriantes do intelectual refinado.

E, no colorido estatal da sociedade, a coletivização forçada da leitura, da música que ilude os basbaques com a falsidade de cultura aparente, mas que esconde a massificação pela bestialidade e nível primário e grotesco de conta-gotas artístico.

Na medida em que a arte dirigida e estruturada serve ao Estado ou à oligarquia, a tendência irá se agravando, eis que tomando níveis de integralidade.

O pintor que planeja e efetiva os murais para o estabelecimento bancário, é instrumento para a mensagem interessada.

O argumentista que prepara a novela do bom homem que sobrepuja o mau homem, que desafiou os cânones convencionais, valendo-se de passagem de automóvel de certa marca, óculos de outro e móveis de terceira, contribuirá, decisivamente, para a fatal dicotomia da ruptura implícita que serve de estimulante para uns e entorpecentes para a maioria.

A liberdade e noção de responsabilidade artística que sempre teve peias de vinculações sociais (como não poderia deixar de ser, na medida em que é manifestação vivencial) encontra sua única razão-de-ser no rompimento das tendências totalizadoras, com as quais é impossível cooperar, sem as quais se irmana com o futuro.

> FT – Os últimos anos demonstraram um aprofundamento abissal entre a divisão das artes das elites e das massas. As próprias redes sociais são artifícios que devem ser utilizados de forma prioritária pelas elites, sobretudo as intelectuais? Tenho sustentado que não, e que muitas vezes há esse distanciamento. As redes sociais são, ao meu sentir, ferramentas que atendem mais às massas, muitas vezes manipuladas pelas antes citadas "centrais de pensamento" e pelas próprias elites que as gerenciam. Os chamados formadores de opinião têm utilizado muito esse artifício, o que demonstra, mais uma vez, um prenúncio feito pelo autor original desta obra, o Professor Jacob Pinheiro Goldberg, verdadeiro *profeta social* dos nossos tempos.

O PERSONAGEM COLETIVO NA ARTE; A ALMA COLETIVA

Abstração propositada, a insistência em se tipificar a alma coletiva de povos, de grupos raciais, é uma constante histórica. Atribui-se, assim, sem qualquer apoio na Genética ou na Psicologia, fatores de comum sensação aos membros de determinadas gamas sociais.

Fala-se no "estoicismo germânico", na "angústia eslava", no "amor francês", ou mesmo na "honestidade do proletariado" e na "instabilidade da classe média", fazendo-se a reversão para termos econômicos.

Se ninguém, em sã consciência, pode negar o extraordinário impacto das contingências geoeconômicas na psique humana, suas variações transcendem, de muito, as barreiras nacionais e independem de figurações simbólicas, matizadas de indivíduo para indivíduo.

Essas considerações são oportunas, diante de um fenômeno cujos lineamentos se percebem e prenunciam acentuações dramáticas, para o futuro.

A intervenção, na arte, do personagem coletivo.

O grupo, dada a impessoalização crescente, passa a ter formas próprias de manifestação.

E não seria surpreendente que víssemos em contos, como elemento básico, por exemplo, a equipe B da fábrica X cujos componentes masculinos amam os componentes femininos da equipe Z da fábrica T, sua concorrente, em objetivos de produção, com todas as possibilidades shakespeareanas daí oriundas.

E, transplantado para o cinema, a turma de futebol da cidade Tal com seu heroísmo coletivo e suas desgraças periódicas, vista num ângulo de fotografia de grupo, andando junto, comendo junto, dormindo junto, superando, mesmo, os traços de personalidades singulares.

E assim, por diante, na pintura concebida e executada em comum, e apreciada coletivamente, na poesia, na música.

Um marco no antecedente de tal sucessão pode ser encontrado na educação, vida em comum e morte, através do suicídio dos "kamikazes" japoneses, na última guerra.

Será um termo fatal e reflexo da perda de importância e dignidade do indivíduo, substituído pelo Conselho, Organização, Equipe, cuja opinião deve, para ser sentida, originar-se em decisão coletiva.

> FT – Houve uma crescente busca desse *personagem coletivo* e da *alma coletiva* nas últimas décadas, sobretudo em virtude da globalização e da aproximação cultural do ocidente com o oriente. Essa coletivização cultural tem as suas virtudes, mas fez crescer de volta os movimentos individuais e nacionalistas. Em certa medida, contribui para o aumento da polarização, tão comum na História da Humanidade. O aumento da polarização gera um aumento de conflitos, inclusive jurídicos, com ações judiciais que discutem teses ideológicas contrapostas e aliadas a determinado pensamento. O *clássico* e superado conflito entre direita e esquerda, mesmo que sem posições bem definidas, cresceu muito nos últimos anos, não só no Brasil como em todo o planeta.

BIP-BIP – *DO RINOCERONTE AO MACACO, DO MACACO AO HOMEM*

A automação, em ritmo de zoada, faz a simplificação que dificulta ou impede a visão lúcida. "Era o dia do assassínio de Ghandi; mas no Calvário, os excursionistas estavam mais interessados no conteúdo de suas cestas de piquenique do que na dignificação do evento, afinal de contas bastante banal, que lhes sucedera testemunhar" (*O macaco e a essência* – Aldous Huxley).

A discagem de certos números, no sistema telefônico, representa a introdução de voz suave e profissional, afirmando: trata-se de gravação, este número fica desligado na hora do almoço, queira desculpar... trata-se de gravação, este número fica... e assim, infinitamente, até que se desligue o aparelho.

Por similitude, em certos países funcionam Serviços de Socorro aos candidatos ao Suicídio em que, discando certo número, o infeliz pode ouvir uma prédica religiosa impeditiva de seu ato final.

A somatória desses desacertos mecânicos e impessoalizados, os anúncios imensos que divulgam os últimos remédios para calos, unhas, cabelos, dentes, as vozes tronitoantes que apregoam chapéus, sapatos, ações, imóveis, bens de consumo, alimenta o ritmo da ausência do raciocínio livre e da fixação do pensamento criador.

A passagem do tempo assinala a progressiva deterioração das categorias racionais, que elevam as convenções sociais, cuja revisão, ao invés de se efetivar pelo bom senso, esmaece por sua própria fraqueza e a tensão desenfreada das novas contingências.

É a queda do homem ao macaco, na inversão da escala zoológica, agora servida pela máquina tonitroaste.

Do macaco ao homem será o salto para a recriação da sociedade humana.

Para os alicerces da nova sociedade, ficou expresso, na Declaração Universal dos Direitos do Homem: preservar as gerações vindouras do flagelo da guerra, reafirmar a fé nos Direitos fundamentais do homem, na dignidade e no valor do ser humano, na igualdade de direitos dos homens e das mulheres, promover o progresso social e melhores condições de vida dentro de uma liberdade mais ampla.

Impossível que seja fruto de uma sociedade em que o jovem de dezoito anos aprende a atirar com o fuzil, empunhando-o em qualquer mão e apoiando-o em qualquer ombro, pois a necessidade de atirar, de uma esquina ou de uma janela, muitas vezes exigirá essa prática ou que o valor se meça pela capacidade de venda.

Pois que a civilização é o suavizamento dos costumes, a posse e a difusão do conhecimento.

Do macaco ao homem,
do saber nasce a confiança;
com ela não há medo;
sem ela não há esperança.

FT — Eis outro texto profético do Professor Jacob Pinheiro Goldberg, com previsões que hoje se revelam de uma atualidade até assustadora. Sem dúvidas, a automação desenfreada trouxe uma simplificação, que tem dificultado e impedido a visão lúcida, racional e técnica. E, muito infelizmente, as redes sociais, as novas tecnologias e o uso da chamada "inteligência artificial" têm gerado uma automação acelerada sem precedentes, prejudicando a análise mais detalhada de questões técnicas e científicas, inclusive no âmbito jurídico. Hoje já se discute se, no futuro próximo, os robôs e as máquinas irão substituir os juízes e os advogados, tendência que se verifica sobretudo nas atividades jurídicas mais repetitivas e automáticas. Em certos campos jurídicos, aliás, o uso da "inteligência artificial" e de outros mecanismos tecnológicos já é realidade.

ESCOLA DA TORTURA – APRIMORAMENTO

Infligir torturas aos prisioneiros, políticos ou de guerra, embora a Convenção de Genebra ou as declarações internacionais o condenem, continua a ser uma forma consagrada de se extrair informações ou, pura e simplesmente, de punir o adversário vencido.

Com requintes de sadismo, os apaixonados das religiões, os dogmáticos das ideologias, sempre se arrogaram o direito de bestializar seus semelhantes, física e emocionalmente.

Desde a antiga China até a Inquisição, a matéria vem recebendo dos seus "experts" alentados subsídios informativos.

Hodiernamente, em correspondência com os novos descobrimentos sobre a alma e instrumentos mecânicos, criaram-se situações deveras originais.

Embora a escala só permita o tormento dos cinco sentidos, algumas variações vêm se firmando, nas Escolas de torturas, disseminadas através de cursos especializados, por quase todos os países, nas polícias ou nas forças armadas.

Inclusive existem, hoje, aulas para submeter os soldados, antes de partirem para as trincheiras, a certo número de violências e pressões, objetivando aumentar seu grau de resistência a eventuais torturas, em caso de captura pelo inimigo.

Imaginamos que os mais resistentes devam receber melhores classificações em tais cursos, o que é uma real conquista do masoquismo, como Filosofia.

Dentro de todo esse esforço técnico, procura-se despir os métodos de tortura de suas aparências passionais, emprestando-lhes a dignidade de frio dever.

Para tanto, em laboratórios dotadíssimos, cobaias voluntárias permitem a aferição da dor, através de um mecanismo apelidado de polarímetro.

Abaixo transcrevemos dois textos elucidadores da tentativa de transformação da sociedade na armadilha do homem-rato, em que seus executores são, aparentemente, normais, verdadeiros *frankensteins*, médicos e monstros, capazes de, para criarem filhos, apreciar obras de arte e descer às profundezas do inferno:

"O edifício parecia-se com um vasto estabelecimento de banhos; à direita e à esquerda, grandes vasos de betão continham caules de floresta murchas. Junto da pequena escada de madeira, um S. S. benévolo, com umas grandes bigodaças, dizia aos condenados: 'Nada lhes acontecerá de desagradável! Só é preciso respirar muito forte, o que fortifica os pulmões e é uma boa maneira de evitar as doenças contagiosas, uma belíssima desinfecção'. Quase todos entravam, sem dizer palavra, empurrados por aqueles que iam atrás. No interior, uns cabides numerados cobriam as paredes de uma espécie de vestiário gigantesco, onde o gado se despiu como pôde, reconfortado por cicerones S. S. que recomendavam a todos que fixassem bem os números; uns pedaços de sabão que pareciam pedra foram-lhes distribuídos. Golda pediu a Ernie que não olhasse para ela, e foi com os olhos fechados, guiado pela rapariga e pelas crianças cujas mãos finas se agarravam às suas coxas nuas, que ele penetrou através da porta corrediça no segundo compartimento, onde, debaixo dos chuveiros fixados no teto e a luz azulada de pequenas lâmpadas metidas dentro de umas grades e colocadas em pequenos nichos abertos no betão, se comprimiam já homens e mulheres, crianças e velhos judeus; de olhos fechados Ernie aguentou a avalancha dos últimos fardos de carne que os S. S. atiravam agora à coronhadas para a câmara de gás; e, de olhos fechados, teve a consciência de que a luz se apagava para os vivos, para as centenas de mulheres judias que, subitamente, rompiam em clamores de angústia, para os velhos, de cujos lábios logo as preces sagradas se elevaram com uma força cada vez maior, e para as crianças mártires, que, no meio das aflições, retomavam a inocente frescura dos medos de outrora, os quais se manifestavam em todas por idênticas exclamações: Mamã, mas eu não fiz maldades! Ui!, que escuro que está!, que escuro que está!... Enquanto os primeiros eflúvios de gás 'Cyclon B' se infiltravam por entre os corpos suados dos adultos, para se irem depositar, a um nível inferior, sobre o tapete agitado que as cabeças infantis compunham, Ernie, libertando-se do abraço mudo de Golda, inclinou-se no escuro para os miúdos encolhidos e como que abrigados até entre a suas pernas e pôs-se a berrar ao mesmo tempo com o tom mais doce de que era capaz e com toda a força de sua alma: "Respirem forte, meus cordeirinhos, respirem depressa!" (*O Último Justo* – André-Schwarz-Bart).

"Serpentes venenosas eram introduzidas nas vaginas das mulheres que morriam em penosa agonia. As autoridades usavam também garrafas quebradas, que empurravam à força para dentro das mulheres. As mulheres perdiam a consciência e muitas vezes morriam. Os guardas usavam estiletes de aço que metiam por baixo de todas as unhas dos prisioneiros. A seguir, envolviam seus dedos, empapavam-nos em gasolina e acendiam-nos. Bombeavam agua para dentro de nossas narinas e bocas. A agua era misturada com molho de peixe, extremamente picante. Queimava-nos as membranas. Usavam também sabão. Ou então Crezil, desinfetante sanitário bastante forte, utilizando em lavatório e toaletes para matar os germes" (*Da Guerra do Vietnam*).

> FT – Pensava-se que os avanços tecnológicos iriam trazer, em toda a humanidade, uma diminuição considerável do uso da violência, do sadismo, da tortura e da guerra. Ledo engano. Houve, sim, uma diminuição da violência em alguns lugares do mundo, mas em muitos outros se percebeu justamente o contrário, o que repercute diretamente para o Direito, sobretudo para as ciências criminais. Em muitos

casos, aliás, os requintes de sadismo dos apaixonados das religiões e dos dogmáticos das ideologias são percebidos com o uso das ferramentas tecnológicas. Recentemente se noticiou no Brasil a utilização de rede de relacionamento por jovens que nela e por ela praticavam estupros e torturas. As empresas de tecnologia também não deveriam responder por isso? Entendo que sim, voltando à tona novamente a questão da ampliação de suas responsabilidades. No caso do Direito Civil, a questão pode ser resolvida com a simples incidência das regras previstas no Código Civil, como antes aqui destacado.

ENSINAMENTOS DA ETOLOGIA

Na medida da precariedade em que a sociedade humana conduz seus negócios de interação, a Psicologia e demais ciências sociais se voltam interessadas para as possibilidades eventuais que interpretações da Etologia poderiam fornecer para a antropologia social.

Na proporção em que se constata que a diferença entre os primatas e o homem significa uma questão de grau e não de índole, no que se refere à continuidade anatômica, podemos correlacionar a continuidade de comportamento entre os grandes antropoides e o homem.

Nessa mesma linha de raciocínio, seria útil, talvez, observar o homem, nos seus desastrosos desacertos de conduta social, na instância dos crustáceos, peixes e insetos.

Os específicos do comportamento iriam, ascendentemente, na conformidade em que se percebesse, dos vertebrados para os mamíferos e destes para os primatas, eis que, sob o ponto de vista fisiológico, o homem é primitivo e não especializado, a não ser sua grande massa encefálica.

O desenvolvimento da Etologia para comparação com as técnicas e metodologias das ciências sociais incorporaria muito da Psicologia Social, Sociologia e Antropologia, num esforço de integração das ciências condutivas.

Sem dúvida alguma, esse é um trabalho a despertar a curiosidade para perspectivas originais do relacionamento na sociedade humana.

FT — A *etologia* tem como objeto o estudo do comportamento animal e suas repercussões para o comportamento humano. No âmbito do Direito, já existem investigações envolvendo a etologia, a neurologia, a psicologia cognitiva e a economia comportamental e suas relações com o mundo jurídico. Tem-se afirmado, nesse contexto, que muitos comportamentos que pensávamos serem exclusivos dos seres humanos também se repetem nas condutas de outros seres. Esses estudos podem mudar a elaboração das leis, no futuro? Muitas das nossas normas vigentes foram feitas com experiências do passado, por ações humanas reiteradas desde tempos primitivos. O Direito das Obrigações, por exemplo, objeto do Direito Civil, tem como fundamento institutos romanos, baseados em antigas máximas e normas decorrentes da *praxis* romana. Em muitas situações, novas normas já surgem em decorrência de estudos estatísticos, como foi a *Lei do Superendividamento*, aqui antes citada, oriunda de estudos de casos conduzidos pela Professora Claudia Lima Marques e pesquisadoras da Faculdade de Direito da Universidade Federal do Rio Grande do Sul. Mas os comportamentos dos outros seres, no futuro, passarão a guiar os comportamentos das pessoas e o surgimento de novas leis. Esse é o tema já prenunciado pelo Professor Jacob Pinheiro Goldberg, mas que ainda não atingiu maiores níveis de desenvolvimento jurídico, passados cinquenta anos da elaboração do texto original.

REVISÃO: PERSPECTIVA DA REALIDADE

Para Jaques Maritais, situamo-nos num mundo congelado. Curiosamente, as interpretações ideológicas nazistas referem-se, insistentemente, ao império do gelo. Tratar-se-ia de um enfoque demoníaco, no entender dos místicos.

Os cientistas – desde a Física nuclear até a biológica –, abrangendo, ainda, os diversos ramos sociológicos, são capazes de sentir perfeitamente os acentos significativos da expressão que se opõe à ideia de vida e, portanto, de calor.

Jack Bergier e Louis Pauwels, num excitante tratado de divagação intelectual, "O Despertar dos Mágicos", propõem uma modificação visualística que afiniza entre outras concepções com os estudos de Teilhard de Chardin.

Essa corajosa tentativa de percepção sensorial aguditante está presente, historicamente, nas cogitações de quase toda a Ciência apurada e divagações teológicas.

A preocupação de superar a setorização na análise e entendimento das coisas e do mundo, perigosa para os meandros de excessiva especialização, encontra, por exemplo, fascinante momento cultural na explicação cabalística de que os vários mundos têm estrutura paralela, de maneira que aos degraus espirituais dos mundos interiores correspondem os dez elementos materiais dos mundos exteriores – fruto da contratação do Ser supremo não conhecível e sem-fim, Ein Sof, que gerou o mundo da Emanação, e que um do outro, os da Criação, da Formação e da Ação.

Transplantada a linguagem para uma formalística psicológica contemporânea, teríamos alguns dos devaneios do LSD, ou, na atemporalidade, dos "desígnios" do zen-budismo.

Até onde as magníficas experiências e incursões no pensamento puro poderão originar a superposição de novo alcances, para os sentidos, a inteligência e sendas novas de progresso?

> FT – As novas tecnologias propiciaram o conhecimento de mundos paralelos, criados digitalmente, o que foi anunciado na série de filmes *Matrix*, da década de 1990. Hoje, aliás, muitos preferem viver na *Matrix*, no mundo paralelo idealizado, do que no mundo real, duro e cheio de problemas. A empresa Meta – que administra o *Facebook*, o *WhatsApp* e o *Instagram* – anunciou recentemente mais um desses mundos paralelos, o *Metaverso*. Seria possível, inclusive, adquirir bens e imóveis nesse mundo, com valores consideráveis a serem pagos e investidos. Porém, apesar de um certo otimismo no ano de 2021, a verdade é que o *Metaverso* ainda não vingou. A experiência já havia sido sentida em jogos de videogame do passado, como *The Sims*, que teve um alcance além do esperado. O que parece é que a tecnologia ainda é rústica na construção desses mundos, que muitas vezes são bizarros e sem maiores retoques, caso do *Minecraft* e do *Roblox*. No entanto, aprimoradas as tecnologias desses mundos virtuais, será que a humanidade irá preferir mudar-se definitivamente para lá? Essa é uma questão a ser respondida nos próximos anos.

MISTIFICAÇÃO PELA PALAVRA
– REFLEXÕES SOBRE DIVULGAÇÃO

> "N'allez pas vous laisser de viver:
> Bons esclaves, amusez-vous."
> Béranguer.

IMAGEM DA DIVULGAÇÃO

A entranhada organicidade, amplitude e raio de alcance dos meios contemporâneos de divulgação, com o objetivo de informar a opinião pública, veio criar problemas que merecem detida análise, por suas várias consequências, éticas, históricas, políticas e educacionais.

Particularmente, o advento e a disseminação da *TELEVISÃO* implicaram até alterações de comportamento sociológico de amplas camadas da população que procuram, na facilidade de sua absorção contemplativa e capacidade de encantamento, lenitivo e distração.

O objetivo desta crônica é abordar alguns aspectos degenerativos do uso arbitrário, indiscriminado e, inclusive, mistificado dos diversos meios de divulgação – TV, cinemas, rádio, imprensa – através de suas programações ao vivo, reportagens, matéria editorial, histórias em quadrinhos, anúncios e filmes.

FT – Todas as afirmações feitas pelo Professor Jacob Pinheiro Goldberg para a televisão valem, atualmente, para as novas tecnologias, sobretudo para as redes socais. O seu advento, a sua disseminação e o seu incremento têm implicado substanciais alterações do comportamento sociológico de amplas camadas da população que procuram, na facilitação de sua absorção contemplativa e capacidade de encantamento, lenitivo e distração. A propósito, atualizado o seu texto, as redes sociais geraram até uma profunda crise – em todos os sentidos, inclusive econômica – das redes e dos canais televisivos. Além de haver, hoje, uma concorrência, inclusive quanto à notícia que é tida como verdadeira, como fonte fidedigna pela população.

MENORES

O apelo insensato ao histerismo sexual, excitação guerreira, recursos torpes na comunidade, com o objetivo de "vitória a todo o custo". O endeusamento do primarismo, a alucinação musical, pelo ritmo hipnotizador de sugestão repetida, são algumas das constantes que significam um *processo deseducativo, sem precedentes*, na história da humanidade. Têm-se constatado, sistematicamente, crianças-atores, vilmente explorados, por produtores e seus responsáveis, mercadejando talentos, precocemente desperdiçados, na gana da publicidade fácil.

Um entendimento rasteiro da "ficção científica" criando-se perturbações psíquicas na idade de formação – ameaçando ensejar um novo-mundo de semideias mentais, condicionados ao chamamento da violência desabrida e da pornografia esparramada.

> FT – Mais uma vez, todas as afirmações servem como luva para as redes sociais. O *uso de tela*, aliás, não tem sido recomendado para crianças de tenra idade e também é limitado para os adolescentes. As novas tecnologias têm gerado, nas crianças e nos adolescentes, o endeusamento do primarismo, alucinações dos mais variados tipos, hipnotizes de sugestão repetida. Em muitos casos, existem problemas de comunicação que atingem muitas crianças, sem a definição de diagnóstico pelos médicos e demais especialistas, fenômeno agravado pelos problemas decorrentes da pandemia de Covid-19. Houve uma explosão de diagnósticos de autismo (TEA), sem se saber ao certo o que esse fenômeno significa

e quais são as causas. Por óbvio, essa realidade tem repercussões jurídicas, atingindo, por exemplo, revisão de contratos de planos de saúde, que muitas vezes têm "expulsado" famílias inteiras da contratação, por conta dos tratamentos de seus filhos. A questão, além de jurídica, envolve a ética de profissionais da área da saúde.

FALSA INFORMAÇÃO

Com base em elementos aparentemente científicos, o grande público, visto normativamente como ELEMENTOS DE PODER AQUISITIVO E *SARES DE CONSUMIR* – na inversão moral do ser humano –, é induzido à credibilidade em produtos prejudiciais.

O fumo é apresentado como componente de virilidade, "sex-appeal", ponderação e firmeza de caráter, ao invés de propiciador de moléstias, principalmente o câncer.

Inócuos dentifrícios – apresentados como estagnadores da cárie dentária.

Todo gênero de xaropes indicados, com o uso persuasivo de música adequada e modelos sedutores, mensagens inteligentes, sem assistência médica – como se fossem elixires milagrosos capazes de curar desde a enxaqueca até as manifestações sifilíticas.

A desvalada doutrinação das classes-sem-recursos para a tentativa de rápido enriquecimento, pela aquisição de mercadorias imprestáveis – títulos, ações, lotes de terrenos – com a sustentação dolosa de estatísticas e falso exercício da Economia: ex. 22% de lucro ao ano; 16,3% de índice de crescimento de nossa empresa etc. – sem a existência de órgãos controladores, capazes de fiscalização coibitiva.

Evidentemente, não se trata aqui das questões de enfoque subjetivo, em termos de interpretação. O que se visa é ao arbítrio no jogo falso de dados, aparentemente embasados por investigações de laboratórios, pesquisas sociais, mas, na realidade, frutos de comercialismo ganancioso.

FT – A falsa informação relativa ao fumo foi *atualizada* de forma globalizada pelo mundo. Apesar da sua não criminalização, muitos países, como o Brasil, passaram a efetivar medidas de propaganda ou de *antipublicidade*, contra o seu uso. Tratei do assunto em minha tese de doutorado, sobre a *teoria do risco concorrente*, em que procurei trazer subsídios jurídicos para responsabilizar as empresas de cigarro perante seus fumantes e familiares, o que ainda não vingou em nossas Cortes, sobretudo no âmbito do Superior Tribunal de Justiça, infelizmente (TARTUCE, Flavio. *Responsabilidade objetiva e risco*. A teoria do risco concorrente. São Paulo: Método, 2011).

Naquele trabalho, demonstrando um incremento do *movimento antitabagista*, analiso reportagem da *Revista Veja*, em sua edição de 25 de novembro de 2009, com o título *A morte lenta do cigarro*.

A reportagem inicia-se com a seguinte constatação mundial, após tratar da realidade brasileira de restrições ao cigarro:

> "A constatação dos tempos atuais é inequívoca: a moda contra o cigarro, que agora se espalha pelo Brasil, pegou. Pegou nas democracias do Ocidente e, em certos casos, até mesmo em países mais pobres. Em alguns, as restrições são ousadas (Irlanda, 2004: o cigarro é banido até do símbolo nacional, os pubs). E outros são proibições ainda tímidas (República Checa, 2006: começou o veto ao cigarro nas escolas). Há países onde a lei funciona perfeitamente bem (Suécia, 2005: o cigarro sumiu dos locais públicos). Há outros em que é ignorada (Paquistão, 2003: fuma-se até dentro dos órgãos públicos). Apesar das diferenças de ritmo e de intensidade o banimento do cigarro parece inexorável no Ocidente. O melhor exemplo talvez seja a França, a Paris dos cafés, dos maços de Gauloises colocadas com o elmo alado dos gauleses outrora invencíveis. Em 1991, entrou em vigor uma lei que bania o cigarro dos locais públicos e exigia que os restaurantes criassem áreas para não fumantes. Foi francamente ignorada. No ano passado, uma nova lei, mais rígida que a anterior, pegou. O cigarro é a droga mais popular do século XX. Teve a mais espetacular trajetória de um produto no surgimento da sociedade de massas. No apogeu, era símbolo das mais instintivas ambições humanas: a riqueza, o poder, a beleza. No ocaso, virou câncer, dor e morte".

Na verdade, o que me parece é que a permissão para o uso totalmente livre e indiscriminado do cigarro foi um *erro histórico da humanidade*, logicamente influenciado por questões econômicas e pelo poderio político latente das empresas de tabaco. Houve, ademais, a falta de informação, destacada pelo Professor Jacob Pinheiro Goldberg em seu texto original.

Trata-se de um erro que necessitava ser devidamente corrigido. A afirmação pode parecer forte, principalmente para as pessoas que compõem as gerações anteriores. Todavia, para as gerações sucessivas, o erro é perfeitamente perceptível, em especial se for levada em conta a cultura contemporânea da saúde e do bem-estar de vida (*wellness life*).

Tal engano da humanidade foi constatado pelo sociólogo Sérgio Luís Boeira, em sua obra *Atrás da cortina de fumaça*, muito citado em minha tese para trazer subsídios jurídicos para a responsabilização civil das empresas de cigarro, com pagamento de indenização aos fumantes e seus familiares (BOEIRA, Sérgio Luís. *Atrás da cortina de fumaça*. Tabaco, tabagismo e meio ambiente. Estratégias da indústria e dilemas da crítica. Itajaí: Univali, 2002).

Analisando a questão histórica, o pesquisador aponta que a "expansão da manufatura de tabaco acentua globalmente após a Independência dos EUA. Primeiro, porque mesmo durante a guerra de independência os europeus incrementam a importação de fumo da América Latina e do Caribe e promovem o cultivo em outras regiões – como Áustria, Alemanha, Itália e Indonésia. Segundo, porque, após a libertação estadunidense, a Inglaterra perde o monopólio da fabricação de pastilhas, rapé, cigarros e tabaco de pipa. Esse fato provoca o surgimento de fábricas, ainda que rudimentares, baseadas na manufatura e não em máquinas" (p. 48). Mais à frente, demonstra o sociólogo que o cigarro se tornou substancialmente popular na segunda metade do século XIX, estimulado o seu uso pela urbanização e pelo ritmo de vida da modernidade e do capitalismo, fortemente influenciado pelo modo de vida norte-americano (*american life style*) (p. 51). No século XX, incrementou-se o desenvolvimento concreto e efetivo das indústrias de tabaco, principalmente americanas e britânicas, ocorrendo também nesse período o surgimento dos primeiros estudos relativos aos seus males.

O pesquisador destaca que os *movimentos antitabagistas* e *antifumo* cresceram substancialmente na segunda metade do século, encontrando o seu apogeu na virada para o século XXI e no seu início, conforme já demonstrado. Na década de 1990, as entidades públicas de saúde descobriram que as próprias empresas de cigarro haviam documentado os graves males do produto, não revelando tais dados, por óbvio, para a sociedade (p. 426). É interessante pontuar que muitos julgadores chegaram a utilizar a existência de tais documentos como argumento para as decisões condenatórias da empresa que então surgiram nos Tribunais de Justiça de São Paulo e do Rio Grande do Sul, apesar de os *cultuadores do cigarro* ignorarem ou negarem a existência desses estudos.

Para demonstrar a magnitude desse grave *engano humano*, Sérgio Boeira faz profunda análise dos efeitos biomédicos e epidemiológicos do consumo do cigarro, o que não deixa qualquer dúvida a respeito dos males do produto, diante das inúmeras fontes interdisciplinares pesquisadas (p. 43-59). Assim, a partir das conclusões construídas pela Organização Mundial da Saúde, evidencia-se que o cigarro constitui um *fator de risco de danos à saúde*. O entendimento das entidades médicas é no sentido de que *não existe consumo regular de tabaco isento de risco à saúde*. Os estudos demonstram que há 4.720 substâncias tóxicas na composição do cigarro, sendo 70 delas causadoras de câncer. E mais, a respeito do câncer: "A participação do tabagismo como fator de risco é bastante elevada, em alguns casos, inclusive tornando ineficaz a quase totalidade dos tratamentos médicos que excluam a superação do vício" (p. 86).

Há duas tabelas bem interessantes apresentadas por Sérgio Boeira em sua obra. A primeira demonstra os tipos de câncer mais comuns e o percentual de doentes que são fumantes. Vejamos: câncer de pulmão, 80 a 90% são fumantes; nos lábios, 90% são fumantes; na bochecha, 87% são fumantes; na língua, 95% fumam; no estômago, 80%; nos rins, 90%; no tubo digestivo (da boca ao ônus), 80%. A segunda tabela expõe os principais tipos de câncer no mundo, destacando-se aqueles que têm relação com o tabagismo, a saber: **1º) câncer de pulmão; 2º) câncer de estômago; 3º) intestino**; 4º) fígado; 5º) mama; **6º) esôfago; 7º) boca**; 8º) colo do útero; 9º) próstata; 10º) bexiga (p. 86).

A tabela comparativa exposta já tem condições técnicas de afastar a tese da impossibilidade de prova do nexo de causalidade nas ações de responsabilidade civil fundadas no câncer decorrente do tabagismo, conforme prega parte considerável da doutrina e a jurisprudência majoritária. Nos casos dos males destacados, não há dúvidas de que é possível estabelecer uma relação de causa e efeito entre a colocação de um produto tão arriscado no mercado – no caso, o cigarro – e os danos causados aos seus consumidores.

Como forte e contundente tática ao consumo utilizada pelas empresas de tabaco, destaca-se sobremaneira o papel que a publicidade e os meios de *marketing* sempre exerceram para *seduzir* ao uso do produto, levando as pessoas à experimentação e, consequentemente, ao vício. Para a devida pesquisa, visitei a exposição *Propagandas de cigarro – como a indústria do fumo enganou você*, com mostra de cartazes e vídeos relativos à publicidade do cigarro nos séculos XIX e XX. A exposição foi realizada na cidade de São Paulo, na Livraria Cultura do Conjunto Nacional, entre os dias 15 e 26 de outubro de 2009.

Entre as diversas peças das campanhas publicitárias da época, de início, cumpre destacar aquelas que têm relação com temas familiares e criança. Não deixa de chocar o cartaz em que aparece um bebê de colo dizendo à mãe: "Nossa, mamãe, você certamente aprecia o seu Marlboro!". Na mostra foram expostas também peças de publicidade em que crianças distribuem caixas de maços de cigarro aos pais. Ainda no que concerne a temas da família, produtos como o *Luck Strike*, o *Pall Mall* e o *Murad* associavam as suas marcas à figura do Papai Noel, que aparecia fumando em suas campanhas de vendas.

É bem conhecida a relação do cigarro com ídolos do cinema e do esporte. Na exposição visitada foram encontrados cartazes publicitários de cigarro com figuras como Lucile Ball,

Eva Garbor, o Gordo e o Magro, John Wayne, Frank Sinatra, Ronald Reagan (à época, ator), Babe Ruth (um dos principais ídolos do beisebol no século passado) e Frank Gifford (jogador de futebol americano, em 1957 um jovem fumante do Luck Strike), entre outros. Nas últimas décadas do século XX, inclusive no Brasil, muitas marcas estabeleciam correlação ao esporte, como a Hollywood, que explorava os emergentes esportes radicais com o mote: "o sucesso".

Além disso, as empresas de cigarro também buscavam relacionar o produto a estudos supostamente científicos – ou *pseudocientíficos*, conforme se verificou na exposição. Assim, profissionais da saúde supostamente aprovavam o cigarro. Diz-se *supostamente* porque os médicos e profissionais que apareciam nas imagens não eram reais, mas, sim, figuras criadas especialmente para as campanhas de oferta ao público.

Por fim, a respeito das campanhas de publicidade anteriores, a mostra visitada demonstrava que algumas marcas enunciavam até que o cigarro fazia bem à saúde. Mais uma vez entravam em cena estudos falsos e manipulados, com o intuito de enganar os consumidores, levando-se à experimentação ou à continuidade do uso do cigarro. O ato de fumar era associado ao bom senso, tanto que se enunciava que os formadores de opinião fumavam, caso dos educadores e cientistas. Eis novamente a *falta de informação*, destacada pelo Mestre Jacob Goldberg.

Todas essas publicidades foram veiculadas em momentos históricos em que ainda não estavam amplamente difundidos os terríveis males do cigarro. E as empresas de cigarros aproveitaram-se muito bem desse fato, introduzindo o ato de fumar no *DNA social* de algumas gerações. Atualmente, tais campanhas contrastam com a obrigatoriedade de propagação de ideias antitabagistas, que constam dos maços, o que inclui o Brasil. Na contemporaneidade, podem ser notadas nos maços fotos e imagens de doentes terminais de câncer, de fetos mortos, de pessoas com membros amputados, de mulheres com peles envelhecidas, de homens inconformados pela impotência sexual, entre outros; tudo com relação causal com o hábito de fumar.

O Ministério da Saúde brasileiro há tempos adverte sobre os males do cigarro, conforme orientação do art. 220, § 4º, da Constituição Federal de 1988. Anote-se, por oportuno, que a comparação a respeito da informação é fundamental para a tese que defendi, a fim de se verificar a questão da assunção do risco pelo fumante, incidindo de forma diversificada a *teoria do risco concorrente*. De todo modo, infelizmente, a jurisprudência superior tem concluído pela ausência total de responsabilidade civil das empresas de cigarro. Dos julgados que assim concluem, destaco, entre os mais recentes e que cita o meu trabalho, apesar de a ele não se filiar:

> "Controvérsia jurídica de mérito exaustivamente analisada pela Quarta Turma nos *leading cases* REsp nº 1.113.804/RS e REsp nº 886.347/RS. Resumo das teses firmadas, pertinentes à hipótese dos autos: (i) periculosidade inerente do cigarro; (ii) licitude da atividade econômica explorada pela indústria tabagista, possuindo previsão legal e constitucional; (iii) impossibilidade de aplicação retroativa dos parâmetros atuais da legislação consumerista a fatos pretéritos; (iv) necessidade de contextualização histórico-social da boa-fé objetiva; (v) livre-arbítrio do indivíduo ao decidir iniciar ou persistir no consumo do cigarro; e (vi) imprescindibilidade da comprovação concreta do nexo causal entre os danos e o tabagismo, sob o prisma da necessariedade, sendo insuficientes referências genéricas à probabilidade estatística ou à literatura médica. (...) A configuração da responsabilidade objetiva nas relações de consumo prescinde do elemento culpa, mas não dispensa (i) a comprovação do dano, (ii) a identificação da autoria, com a necessária descrição da conduta do fornecedor que violou um dever jurídico subjacente de segurança ou informação e (iii) a demonstração do nexo causal. 6. No que se refere à responsabilidade civil por danos relacionados ao tabagismo, é inviável imputar a morte de fumante exclusiva e diretamente a determinada empresa fabricante de cigarros, pois o desenvolvimento de uma doença associada ao tabagismo não é instantâneo e normalmente decorre do uso excessivo e duradouro ao longo de todo um período, associado a outros fatores, inclusive de natureza genética. (...) Na hipótese, não há como afirmar que os produto(s) consumido(s) pelo falecido ao longo de aproximadamente 3 (três) décadas foram efetivamente

aqueles produzidos ou comercializados pela recorrente. Prova negativa de impossível elaboração. (...) No caso, não houve a comprovação do nexo causal, sob o prisma da necessariedade, pois o acórdão consignou que a doença associada ao tabagismo não foi a causa imediata do evento morte e que o paciente possuía outros hábitos de risco, além de reconhecer que a literatura médica não é unânime quanto à tese de que a tromboangeíte obliterante se manifesta exclusivamente em fumantes. (...) Não há como acolher a responsabilidade civil por uma genérica violação do dever de informação diante da alteração dos paradigmas legais e do fato de que o fumante optou por prosseguir no consumo do cigarro em período no qual já havia a divulgação ostensiva dos malefícios do tabagismo e após ter sido especificamente alertado pelos médicos a respeito os efeitos da droga em seu organismo, conforme expresso no acórdão recorrido. (...) Aquele que, por livre e espontânea vontade, inicia-se no consumo de cigarros, propagando tal hábito durante certo período de tempo, não pode, doravante, pretender atribuir a responsabilidade de sua conduta a um dos fabricantes do produto, que exerce atividade lícita e regulamentada pelo Poder Público. Tese análoga à firmada por esta Corte Superior acerca da responsabilidade civil das empresas fabricantes de bebidas alcóolicas" (STJ, REsp 1.322.964/RS, 3ª Turma, Rel. Min. Ricardo Villas Bôas Cueva, j. 22.05.2018, *DJe* 01.06.2018).

Lamentando o conteúdo do julgado, mas respeitando as conclusões, espero que essa posição seja revista pelo Tribunal da Cidadania em um futuro próximo.

ELITE OU SUBMUNDO DIRIGENTE

Amplia-se a tendência, salutar, de exigir, para a ocupação de quaisquer gêneros de posição de orientação na sociedade, um mínimo de preparação profissional (técnica e cultural) e de controle psíquico. Isso que se dá com motoristas e cantores é um conceito que deve abranger, através de Institutos especializados e testes adequados, os redatores, artistas, programadores, enfim, as equipes normativas dos meios de divulgação. Evitar-se-iam espetáculos desprimorosos, oriundos de autênticos desvios psicológicos, de exibicionismo mórbido ou de crassa ignorância, com péssimas consequências na mente do leitor, ouvinte ou espectador.

Parcela real de poder, quantas vezes um editorial de imprensa ou um programa de rádio, alimentados pelo cabotinismo, servem de pasto ao ódio descontrolado, ao preconceito arraigado.

O jornalista, o radialista, e a assertiva se torna mais fundamentada à medida que se sobe na escala das responsabilidades, tem de trabalhar na somatória de comentarista, informante e *educador*.

FT – A automação parece ter diminuído o aprimoramento técnico. Os acessos e os livros virtuais podem substituir a formação dos livros físicos? A *testa na tela* pode substituir a *testa no texto* na formação jurídica? As provas e avaliações dos mais diversos níveis de formação jurídica ainda são escritas. Penso que não é possível, ainda, fazer essa substituição no ensino do Direito.

TRANSFERÊNCIA E MASSIFICAÇÃO

Milhões de pessoas repetindo, em cantilena, os mesmos argumentos do editorial do dia dos matutinos e comentando-os crimes, noticiados nos vespertinos. Milhões de pessoas com os "tiques" e comportamento dos "astros da canção ou da novela" mais em voga.

Finalmente a repetição do JARGÃO DO ÓBVIO, conduzindo às conversações enfatuadas, acabará no TRUNCAMENTO das comunicações originais e singulares.

A realidade retratada por GEORGES ORWEL em "1984" se vivifica.

As conversas de ternura serão de sabor "hollywoodiano" ou da "nouvelle vague", dependendo da instância cultural do BONECO HOMEM; até a ira será regulamentada, no seu *diapasão*, pelas explosões do "Batman".

Sem a omissão silenciosa dos seus redatores e responsáveis, tal conjura monstruosa não poderá prevalecer, no entanto, até o final.

FT – As expressões merecem uma pequena atualização, a demonstrar novamente que o texto original, da década de 1960, prevê o futuro da ética e das novas tecnologias: "Milhões de pessoas repetindo, em cantilena, os mesmos argumentos das redes sociais, e comentando-os crimes, noticiados pelos meios virtuais. Milhões e até bilhões de pessoas com os 'toques' e comportamento dos 'astros das redes sociais, os *digital influencers*, mais em voga'. Propagam-se os *podcasts* de vídeos dizendo jargões do óbvio e frases sem nexo: 'comam ovo e batata doce todos os dias', 'façam dieta', 'acordem cedo e trabalhem muito' e 'não sejam pobres'".

COMUNIDADE PRIVILEGIADA

O acesso à informação (embora sua disseminação paulatina), regulado pela capacidade financeira, joga na periferia e marginalização; cinema, TV e mesmo rádio e jornal, e por que não dizer do livro, grandes camadas da opinião pública. O esteio econômico da publicidade desbragada não tem servido nem sequer para a popularização dos condutos informativos.

Se o objetivo dos meios divulgativos se transformar, pouco a pouco, em educativo – canalizar-se-ão esforços para: canto, bailado, poesia, turismo (em termos de intercâmbio humano e não promoção comercial unicamente), ocupando grandes espaços e períodos de tempo – tirante a categoria de elite – em suplementos dominicais... Cursos de Ciência, em todos os níveis de aprendizado – lançando mão de fabulosos recursos financeiros e de inteligência dos talentos, hoje deixados de lado.

As salas de leitura, cinemas, auditórios de TV, transformados em centros de debates e franqueados ao público.

Evidentemente, as "novelas e seriados" de *cretinização* alijados, radicalmente, das programações, substituídos por espetáculos adequados.

Crime – exploração sensacionalista da morbidez e das neuroses – deixadas para publicações científicas especializadas. *E, talvez, quem sabe?* A politicalha personalista, de interesses mesquinhos, joguetes de cunho residual ético – em colunas para sociólogos e reformistas, com o seu vedetismo isolado.

FT – No ponto tocado no texto do Professor Jacob Pinheiro Goldberg, percebe-se a principal vantagem das novas tecnologias, que foi democratizar o conhecimento e o ensino para todos os locais do mundo. De toda sorte, existem ainda locais sem acesso à *internet*, que geram uma massa de pessoas sem acesso à informação. Por isso, atualizando o texto, surgiu nos últimos anos a figura do *analfabeto digital*.

FINALIDADE CONSAGRADA: EDUCAÇÃO

O reajustamento de perspectiva que um novo enfoque dessa natureza exige somente poderá ser conseguido, paralelamente, pela AUTOCRÍTICA dos responsáveis e pressão da opinião pública lúcida e consciente. Na medida em que a história guerreira nos informar a disputa de dois "sobas" africanos em "manchete" de primeira página, deverá proporcionar – em colunas de GEOGRAFIA CONTEMPORÂNEA – aulas de História e Economia – indicando dados sobre os países que deixarão de ser manchas, para se transformarem, *EM NOSSO TESTEMUNHO*, na conquista do humano!

> FT – A autocrítica geral ainda é algo que não tem sido praticado pelo ser humano, mesmo com as evoluções tecnológicas. A polarização sentida nos últimos anos, agravada pela pandemia, demonstrou que a crítica somente existe para o outro, para o grupo que pensa diferente. A culpa é só do outro, e não própria. Nesse ponto, a humanidade continua cometendo, através das décadas e dos séculos, os mesmos erros do passado.

GUERRA PSICOLÓGICA

Atinente aos grupos políticos, minorias econômicas, culmina a messe de organização informativa de ação e reação social, na guerra departamental de Psicologia de massas. Boatos, rumores falsos, o jogo exasperado das paixões mais primitivas passam a ser elementos preciosos, em tática e estratégia, dos Estados maiores. A imagística para o divertimento ou a educação origina, finalmente, a técnica de terror e do medo, da mentira, da intriga e da provocação – *conduzindo* tais manadas, os povos, ao entorpecimento ou às guerras, aos golpes, revoluções e bastardas utopias e consagra a carinhosa manipulação *do verbo que tem cada significado*, em cada tempo ou espaço. Ex.: "democracia" até a "lavagem cerebral" no indivíduo, *método*, ainda primitivo – até os hinos a rufar de tambores, o locutor passional e o "slogan" repetido, atrás da imagem que se reflete fazendo do amigo, inimigo e do inimigo, amigo.

FT – A destacada *guerra psicológica* foi intensificada pelas marcas da pós-modernidade. A expressão pós-modernidade é utilizada para simbolizar o rompimento dos paradigmas construídos ao longo da modernidade, quebra ocorrida ao final do século XX. Mais precisamente, parece correto dizer que o ano de 1968 – quando foi publicado o texto original deste livro – é um bom parâmetro para se apontar o início desse período, diante de protestos e movimentos em prol da liberdade e de outros valores sociais que eclodiram em todo o mundo. Em tais reivindicações, pode ser encontrada a origem de leis contemporâneas com preocupação social, caso do Código Brasileiro de Defesa do Consumidor.

De acordo com os ensinamentos de Eduardo Bianca Bittar, a pós-modernidade significa "o estado reflexivo da sociedade ante as suas próprias mazelas, capaz de gerar um revisionismo completo de seu *modus actuandi et faciendi*, especialmente considerada a condição de superação do modelo moderno de organização da vida e da sociedade. Nem só de superação se entende viver a pós-modernidade, pois o revisionismo crítico importa em praticar a escavação dos erros do passado para a preparação de novas condições de vida. A pós-modernidade é menos um estado de coisas, exatamente porque ela é uma condição processante de um amadurecimento social, político, econômico e cultural, que haverá de alargar-se por muitas décadas até a sua consolidação. Ela não encerra a modernidade, pois, em verdade, inaugura sua mescla com os restos da modernidade" (BITTAR, Eduardo C. B. *O direito na pós-modernidade*. Rio de Janeiro: Forense Universitária, 2005. p. 97-100).

Nota-se que a pós-modernidade representa uma superação parcial, e não total, da modernidade, até porque a palavra "moderno" faz parte da construção morfológica do termo. Em verdade, é preciso rever conceitos, e não romper com eles totalmente. As antigas categorias são remodeladas, refeitas, mantendo-se, muitas vezes, a sua base estrutural. Isso, sem dúvida, vem ocorrendo com o Direito, a partir de um novo dimensionamento de antigas construções. A pós-modernidade pode figurar como uma revisitação das premissas da *razão pura*, por meio da análise da realidade de conceitos que foram negados pela razão anterior, pela *modernidade quadrada*.

Como tenho defendido em minhas aulas, são marcas da pós-modernidade, que intensificam, ao meu ver, a chamada *guerra psicológica*: *a)* a hipercomplexidade (mas com pleito de soluções simples); *b)* a chamada pós-verdade e a realidade das *fake news*; *c)* a triste realidade dos discursos de ódio; *d)* a polarização extremada, em duas posições; *e)* a chamada "guerra cultural"; *f)* o anti-intelectualismo; *g)* o pluralismo, mas sem o respeito de posições alheias; *h)* o emprego irresponsável das novas tecnologias; *i)* a intensidade, a abundância e a velocidade de tudo e de todos; e *j)* o duplo sentido, aqui antes apontado (*double sense*). Essa intensificação gerará consequências jurídicas intensas para os próximos anos.

CONCEITO E SAÍDA NA LIBERDADE

Superado o estágio do empirismo nos meios de difusão, unicamente a mais alevantada concepção de liberdade criadora, a serviço do humano, será capaz de dignificar o grau de conscientização científica, na grandeza dos instrumentos de informação, sem o que a táctica conjura da mediocridade e dos interesses espúrios será o máximo obstáculo para o desenvolvimento social.

FT – Com as redes sociais surge o argumento do aumento da liberdade. Mas elas fortaleceram ou enfraquecerem a democracia? Em *Infocracia*, Byung-Chul Han sustenta o enfraquecimento com hordas e grupos manipulados – que ele chama de *gado* –, incrementando atos de ataques às instituições e aos pilares democráticos. E o argumento, mais uma vez e como é realidade dos movimentos totalitários, é a liberdade.

TÉCNICA DA ACOMODAÇÃO

Com a depressão econômica de 1930, agravada pelas vagas mundiais dos sem-lar da guerra de 1914-17, o maior império industrial da história viu seriamente ameaçadas as suas superestruturas. Os desempregados, a classe médica violentada por crises sem precedentes, as camadas dirigentes digladiando-se na conquista do voto fácil, foram o grande caldo de cultura que proporcionou o surgimento das vastas redes de funcionários, técnicos e especialistas que iniciaram, paulatinamente, o controle da nação.

Era sumamente necessário o exato conhecimento na medida das possibilidades, das reações humanas aos estímulos sociais. De um país em convulsão era preciso fazer uma terra acomodada. Do rilhar dos dentes irritado dos grupos desajustados, passar ao "keep smiling"...

Foram lançadas todas as formas técnicas estudadas de estímulo-reação. A publicidade dirigida alcançou foros de ciência. Pesquisou-se o subconsciente e o inconsciente. Freud foi caracterizado como assessor de vendas. Construíram-se cidades-modelo, grupos-cobaia, onde eram experimentadas antes de serem postas em prática, ricas campanhas de promoção de vendas.

Não querer comprar (o termo no sentido genérico).

Desde Coca-Cola até a última peça do "Actoros Studio", de "rock-and-roll" ao candidato a presidência do grupo dominante, foi considerada atitude altamente subversiva, desajustada, passível de tratamento.

Repugnava, contudo, ao espírito da classe média dirigente estadunidense o emprego de métodos brutais. Descobriu-se a Psicologia acomodatícia, a Psicoterapia de grupo (*sic*) e quejandos. Formas modernas de esmagamento do indivíduo.

Paralelamente a esse desenvolvimento do processo de coordenação de comunidade, de controle do pensamento lento e pacífico, surgiram, devido a radicais mudanças sociais, dois novos laboratórios das mesmas experiências: a Alemanha nazista e a Rússia stalinista.

Na primeira, lembrou-se o dito: o Homem é a sua Representação. E Goebbels deve ter acrescentado, sorrindo: "e a representação será a que nós esboçaremos"... O instinto foi erguido a altitudes de violência jamais ousadas. Apelou-se para as forças do inconsciente como recurso positivo do comportamento humano. O resultado foram as convenções unânimes de Nuremberg e... Buchenwald.

Na Rússia, chegou-se à suprema perfeição dos desajustados pedirem a própria morte a bem do comum, do certo, do estabelecido, do resolvido. Apurada técnica do controle emocional e psíquico do organismo humano. E o resultado foi o partido único, a vontade férrea, o líder nº 1.

Foram processos concomitantes de transformação em "robô" daquele ser miserável, o homem.

Proliferaram nos EE.UU. todos os gêneros de escolas de Psicologia aplicada, comportamento, cursos de liderança, de gerência de vendas etc. Nesse quadro ocupou papel sumamente relevante a criação de institutos de serviço social, que se destinavam à formação de profissionais dedicados ao ajustamento psicossocial do homem, a seu grupo natural. E o serviço social foi compreendido como a arma mais poderosa dessa tentativa de controle em massa, pois dirigia-se aos grupos ariscos da sociedade, aos "lumpen", aos marginais de toda espécie – enfim, às zonas de seminormal idade (no sentido consagrado), onde com mais facilidade surgem as oposições políticas. Isso foi compreendido por todos os interessados no domínio da opinião pública: vendedores de automóveis, pastores, padres e rabinos, trotskistas, a Ford, dominicanos, jesuítas e Norman Vincent Peale. Estava forjada, com requintes técnicos jamais ultrapassados, a grande conspiração para levar o homem à passividade social e à atividade dirigida. Dez milhões de famílias assistem ao programa de televisão "I Love Lucy" dirigido por uma equipe de psicólogos, assistentes sociais e publicitários...

Nos organismos de estudo de serviço social, dividiu-se o método em todos os sentidos de manifestação: serviço social de casos (individuais), serviço social de grupo e serviço social de comunidade. O homem deve, inicialmente, ser investigado: em entrevistas particulares, junto de seus vizinhos, na escola, no trabalho, na diversão. Perquire-se desde as suas relações sexuais até seus gostos artísticos. Elaboram-se testes de personalidade, inquéritos de conduta, perguntas-surpresa, atividades grupais.

NÃO FIQUE SOZINHO; NÃO SEJA DIFERENTE; SORRIA SEMPRE; TUDO VAI BEM; e, se você quiser ficar sozinho, não pensar como a maioria, fechar o rosto diante da vida e acreditar que existem coisas erradas, será tratado até o ajustamento (*sic*).

> FT – Muitas foram as crises econômicas, mundiais e brasileiras, após a depressão econômica de 1930. Aliás, no Brasil, é comum se afirmar que sempre vivemos em crise. De toda sorte, não se pode negar que a crise pandêmica da Covid-19, entre 2020 e 2022, foi a pior de todas. Por isso, temos afirmado – os dois autores deste livro – que não existe "novo normal". Nunca, na História da Humanidade, houve normalidade após *eventos disruptivos*, como são pandemias como a que vivemos. E essa última, talvez, tenha sido uma das piores. Em momentos como esse, a psicologia, a ética e o Direito têm um papel fundamental de reconstrução, alinhados com a resiliência e com a nossa capacidade de adaptação. Sobrevivemos, permitimos que outros sobrevivessem e agora temos pela frente a reconstrução da civilização...

CONOTAÇÃO SERVIÇAL DA PALAVRA

Palavra, segundo assentam os dicionários, trata-se de s.f., som articulado com significação: termo, vocábulo, dicção, expressão; o mesmo que léxico.

Refoge ao objetivo desta crônica uma análise, em profundidade, do histórico da palavra como o fundamental meio de comunicação entre os seres humanos.

Interessa-nos, pelo contrário, ou melhormente, a sina travestida que a deturpa, mistifica, altera, suaviza e aplica, no mundo contemporâneo, ou seja, sua dinâmica, falada e escrita, na roupagem da luz, calor, espaço, tempo, vibração – enquanto *elemento à disposição consciente*, para informar, deformar, instruir e destruir.

Trata-se, portanto, de enfoque parcial da GUERRA PSICOLÓGICA no mais delicado, sutil e básico aspecto.

Já terá percebido o leitor a maciça adjetivação introdutória da questão, toda ela a realçar os meandros complexos do problema, os aparentes enganos em que se fixa a distinção entre o *acaso*, *a coincidência* e o *verbo conjugado*.

O timbre e a aparência. Até na desarmonia com o som fundamental, e o informalismo ou o disforme proposto. Direto ou tratado pelos instrumentos de adequação técnica para as multidões e conduto à distância – produto de coro ou do indivíduo – mavioso e irado – nos sofrimentos vocais e no desenho impresso, é a pedra de toque do movimento humano, na dor e na alegria – que enseja e culmina o poder político.

Acompanhado pela música ou o rufar dos tambores, tem AUTONOMIA que precisa ser entendida nas suas mais amplas percepções.

Eis que o diapasão da massa se afiniza com a palavra-de-ordem expedida, no tom e na cor correta, e desencadeia-se o processo inelutável de arrebentamento.

A bandeira, a música, são os panos-de-fundo, a arquitetura decorativa que vai embelezar e solidificar o mandamento verbal.

A vasta gama da tipologia carismática preenche as omissões das lideranças coletivas e a abordagem científica, no jornal de classe média, faz confrontação inteligente com o pasquim para os arrabaldes.

E temos o mista gogó – das nuances mais atrevidas – ao cerebrino – com elucubrações, aparentemente técnicas.

O repisamento cansativo e tedioso, monótono, vence resistências subconscientes e altera comportamentos anódinos.

O CRETINISMO violenta os finais obstáculos da formalística impressa, pululando a apresentação gráfica das letras na coordenação espacial, e, não coincidentemente, é evidente, rompe a inteireza da compreensão.

Um curioso exemplo, pelas suas terríveis consequências e o antecedente histórico que firmou – o uso pelo nazismo de canções socialistas populares – com letras diferenciadas. Aliás, o próprio uso da palavra "socialista" – como designativo do movimento *N.S.D.A.P.* – Partido nacional-socialista do povo alemão – exemplifica a audácia e o atrevimento que a manipulação da palavra teve com Hitler.

Outra alegoria a ser citada – "O trabalho torna os homens alegres" – que estava afixada nos monstruosos campos de extermínio.

Trata-se do aprisionamento da palavra na cápsula do fetiche UM SÓ POVO – UMA SÓ NAÇÃO – UM SÓ DIRIGENTE. A glosa batida, dos "livrinhos do pensamento" de Mao Tse Tung – que desenvolve a inteligência – e outras mixórdias do gênero – criando raivosa histeria, para centenas de milhões de pessoas, no mesmo compasso de "realidade! infraestrutural" – "cultura social", "poder nacional", tudo em maiúsculo – na intenção de criar a abstração, forjando momento seccionado vivo.

A zoeira descontrolada é o ASPECTO ESPECTRAL OPOSTO da bipolarização: cartazes e painéis desconexos, com apelos selvagens ao consumo e a excitação matismo da inteligência, ORIGINA – Herman Hesse – na vigília do "zen-budismo", na abdicação da palavra; Marilyn Monroe – que brando a ordem inteligente, e devassando seu apego ao irracionalismo, a simbologia kafkiana, no hermetismo, fortalece o conceito de uma falsa elite enclausurada, nas comunidades privilegiadas, em torno dos centros científicos, dos EUA, URSS, França – faceta do sistema das escolas para crianças excepcionais e técnico-industriais, para braços, alimentando as máquinas, construindo o PASTO DAS BESTAS na TERRA DOS HOMENS, DENTRO DE UM arquétipo filosófico da não palavra, do múltiplo significado dúbio, da mentirosa ilusão de textos para aquilatação de quociente de inteligência.

> FT – As situações descritas no texto original, a respeito da deturpação e da manipulação da palavra – sobretudo diante do aumento da polarização sentido nos últimos anos –, foram intensificadas com o uso das novas tecnologias e das redes sociais. Eis outro trecho do trabalho que mostra uma atualidade incrível, uma verdadeira predestinação do seu autor.

TEMA

Talvez se conserte um entendimento válido para o quadro teratológico, aqui descrito, se pontofinalizarmos com um conceito, incidental, porém muito revelador, de Winslow: "o débil mental talvez seja necessário e desejável numa civilização que reclama a realização de tantas tarefas antipáticas aos indivíduos intelectualmente ativos". E, acrescentamos nós, para tanto que se anarquizem os valores e se estribe a moral num charco, adamando as vestes masculinas e seus modos, masculinizando a mulher, ensinando torpezas às crianças, sob a batuta genial da técnica e o silêncio da inteligência.

> FT – No mesmo sentido dos comentários anteriores, as redes sociais e as novas tecnologias, apesar de suas inúmeras vantagens, têm sido utilizadas para manipulação das massas, inclusive para o desenvolvimento de atividades menos simpáticas para as elites e para os mais individualizados. Muitas dessas tarefas, ademais, mais automatizadas, possivelmente serão efetivadas por máquinas e robôs em um futuro próximo, gerando desafios sociais e jurídicos já expostos nessa versão atualizada do livro, agora em coautoria.

AS CONSEQUÊNCIAS DA GUERRA

> "Então, Jeová desencadeou uma
> chuva de enxofre e de fogo sobre
> Sodoma e Gomorra."
> Gênesis, XIX, 24

> "Pois, presos ao pó, somos mais do que pó.
> 'Cresce, mar invencível, até minha vizinhança.
> O teu clamor é repleto de rancor, o meu de louvor.
> e só louvor é liberdade'."
> HERWING HENSEN

> "Desde que os governantes de uma sociedade
> sentem medo, a própria razão parece
> tornar-se inimiga."
> LASKI

VACUIDADE EXTREMADA PARA A GUERRA

A sustação humanística, decorrente da ascensão do movimento nazista, a partir de 1933, na Alemanha, com seus corolários de terror, violência e morte, degenerou num entorpecimento paulatino das resistências culturais e psicológicas diante da engrenagem maciça, sem limites, avassalante, da concentração científica para fins de destruição – cujo primeiro laboratório foi a Guerra Espanhola –, significando o envilecimento moral, a alienação, o despropósito artístico.

Uma testemunha, de corpo presente, relatou em dramático depoimento:

> Os alemães atingiram um tal grau de perfeição na "Vernichtungwissenchaft", a ciência do massacre, a arte de exterminar, que a maior parte dos condenados à morte, só teve a revelação última da sorte que a esperava já dentro das câmaras de gás. Das medidas profanas às medidas sagradas, do registro à estrela, da dispersão aos campos de passagem que prejudicavam a limpeza final, o mecanismo que requeria a obediência do gado humano, perante o qual se fez esvoaçar até o fim um farrapo de esperança, funcionou, admiravelmente.

Com nuances mais ordenadas, sagazes, esta doutrina-arte-ciência vem se fortalecendo e aprimorando, com tônicas vertiginosas.

Instila-se nos mais estritos escaninhos da mente, empesteando a cultura e atingindo, sem nossa objeção consciente, a consecução de seus tenebrosos desígnios.

Num mesmo dia, os jornais que digerimos publicavam duas notícias que complementam um escorço:

A agência soviética Novosti divulgava lacônico comunicado sobre a descoberta de um raio Laser, de velocidade nove vezes superior à da luz, o que poderia demolir os princípios básicos da Física moderna, inclusive a Teoria da Relatividade de Einstein.

A agência France Press informava que, em New Hawen, nos EE.UU., a polícia usava pela primeira vez o "gas mace", que torna as pessoas apáticas e impassíveis. Não se consignou um só protesto de líderes religiosos ou grupos civis, especificamente, diante dessa estarrecedora revelação.

A própria contextura de ambas as notas, lacônicas, reservadas, publicadas no bojo dos jornais, está a indicar, bem claramente para os desavisados, qual a utilidade que esse gênero de descobertas preenche.

A síntese e explicação da "geração maldita" que manifesta nas baterias musicais seu furor impotente é a força da geração que, na sina destes tempos, crê na loucura e nos repentes dantescos.

A evidência dos fatos deixa de lado a contra-argumentação da cabeça dupla de Jano, que representa o avanço técnico, cuja face passa a ser a da necrofilia.

A investigação científica, por si isenta de valores éticos, conduziu nas consequências que assinalamos o pânico de Oppenheimer.

Eis que a possibilidade de intervenção nas estruturas subatômicas alcança o tratamento do cancro com raios ultraduros, mas também a morte e destruição de populações inteiras, através da reação termo molecular.

Nos laboratórios de todos os países, trabalha-se árdua e apaixonadamente na pesquisa e fabricação de produtos bioquímicos.

A revista "Science" informou que se conseguiu isolar um dos mais perigosos venenos, a toxina do botulismo – uma colher de chá rasa da toxina seria bastante para matar uma grande cidade, adicionando-a à água de beber.

Pesado silêncio ocultou essa matéria, não se acautelando a opinião pública contra os riscos dessa conspiração científica. Por que esse noticiário não ocupa as grandes manchetes dos jornais?

Por que se faz um tácito convênio de submissão à possibilidade de desencadeamento de genocídio, sem precedentes?

Durante a última guerra, só na Alemanha, foram produzidas centenas de toneladas de uma substância, o somam – do qual um décimo de milésimo de grama representa uma dose suficiente para matar um homem, fermento este que atua sobre o homem, como a penicilina sobre as bactérias. Um cientista, descrevendo essa possibilidade, afirmou que a descoberta e o domínio final do princípio dos fermentos não puseram nas nossas mãos apenas a possibilidade de exterminar doenças outrora mortais, mas, também, substâncias que, em tempos previsíveis, tornam possível desinfetar o globo inteiro, matando tanto bactérias como homens.

E nessa concisa advertência se encontra, segundo parece, a própria dimensão filosófica para entender a disparada pelo despenhadeiro do suicídio e a autodestruição social.

O totalitarismo, na sua ânsia perfeccionista, fora da realidade humana, repugna as "fraquezas e deficiências" que são inerentes ao indivíduo.

Ao dementado cérebro anti-humanidade perturba o que lhe aparenta corrupção moral, nas debilidades congênitas da espécie e, assim, pleiteia forjar uma nova raça superior, sem defeitos e sem mácula, erigida sobre a morte e a destruição.

As verbas astronômicas reservadas para a disputa da conquista espacial – de discutíveis resultados, ou para a máquina do extermínio da guerra – devem ser canalizadas para a solução do angustiante desafio de que, sobre a terra, por minuto, morrem de fome cinquenta pessoas, ou seja, por ano, vinte e cinco milhões, no meio da nababesca fartura de privilegiados.

As aventuras sensacionais contra a força da natureza, para a conquista dos astros, não possibilitaram evitar secas e inundações que, de momento a momento, arrasam a economia de vastas regiões e até de países subdesenvolvidos.

Os mísseis, antimísseis e anto-antimísseis na infindável jogada da morte, os preconceitos e a incultura, a desarvorada tenacidade de engrenagem da distorção, atezana e horroriza a vida que deve multiplicar seu espírito, fazendo-se ouvir a voz prevalecente do bom senso e da razão.

Os fabricantes de guerras, internados em hospitais apropriados, e rebatendo-se os mitos, a vida há de persistir.

A alternativa é a continuação das explosões que formam substâncias, tais como o estrôncio 90, o césio 137, o iodo 131, causando chuvas radioativas que provocam câncer nos ossos, leucemia e mutações genéticas graves.

> FT – Por mais incrível que possa parecer – diante das lições do passado e da própria evolução tecnológica –, a humanidade continua a cultuar a guerra e a destruição nesse início de século XXI. Vivemos, no momento, os horrores da Guerra da Ucrânia que, segundo o Professor Jacob Pinheiro Goldberg, constitui um conflito entre povos com a mesma formação cultural. Essa característica específica da guerra gera perplexidade, uma vez que, geralmente, os conflitos são marcados por disparidades de pensamento, de cultura e no estilo de vida. Além desse conflito, com uso de armas, vivemos uma nova versão de uma *Guerra Fria*, entre os EUA e a Comunidade Europeia – de um lado –, e a China e a Rússia – de outro. O que o futuro nos revela é improvável. Mas fica claro que a humanidade não consegue se livrar dos seus três principais *Cavaleiros do Apocalipse* ou de *Extinção*: a guerra, a peste e a fome.

CONSEQUÊNCIAS DUM PROCESSO IRREVERSÍVEL

Comentando os sucessos que conduziram ao atual estágio de desavenças, no campo da política internacional, Robert Oppenheihemer afirmou que, num dado momento histórico, em que eram incipientes os conhecimentos relativos à pesquisa nuclear, teria sido possível convocar-se um movimento internacional que cortasse as tendências belicistas, através de um entendimento moral, em alto nível.

Não obstante, acreditamos que os desacertos, ora verificados, são o resultado natural e consequente de toda uma caudal de comportamento sociológico, dentro dos esquemas de nossa civilização.

Não se trata, assim, de arranjos circunstanciais mais ou menos favorecidos, nem de acidentes residuais.

É a "délivrance" do conduto ético que uma ordem cultural mais sedimentada pôde produzir.

Numa pesquisa típica, uma criança relatou o seguinte sonho:

"Sonhei com uma galinha mecânica. Tudo que bicava, explodia. Era uma galinha atômica. Bicou a casa do vizinho, e a casa explodiu. A nossa, também. Com a explosão, acordei e caí no chão".

Esse pesadelo é muito exemplificativo das coordenadas que a informação (por si, sem qualquer motivação mais elevada) acarretará para as gerações vindouras, num ônus que timbramos em transmitir, duma realidade pré-diluviana.

O repositório de crônicas de massacres, hecatombes, barbárie, que tisna todo o documento da civilização, sobre conceitos de falência da possibilidade de convivência pacífica e desenvolvimento harmonioso, prosseguirá seu terrível desígnio, caso não se invertam as fórmulas da equação da ciência sem moral; ou, melhor explicitando, da moral que serve ao espírito da regressão, da guerra, da exploração.

É que nem todas as pesquisas ou conquistas científicas tenham possibilitado consagrar as etapas do vegetarianismo, a alimentação mineral e, finalmente, a sintética, sem sacrifício de vida, exemplo clássico da incompatibilidade que se constrange entre o homem e a natureza.

FT – Mais uma vez nota-se o *tom profético* do texto original, publicado em 1968. Cinquenta e cinco anos depois, neste ano de 2023, foi lançado o filme *Oppenheimer*, longa-metragem biográfico americano, escrito e dirigido por Christopher Nolan. O filme é baseado no livro *American Prometheus*, uma biografia de J. Robert Oppenheimer, o *pai da bomba-atômica*, escrita por Kai Bird e Martin J. Sherwin. O filme foi muito bem recebido pela crítica, sendo também um sucesso entre o público, em especial no Brasil. Além de debates psicológicos, políticos e sociais, nos primeiros comentários que incluímos neste livro apontamos os problemas relativos à impossibilidade de responsabilização em casos de danos atômicos. De fato, com a dizimação da humanidade, todos seremos vítimas e o Direito não poderá dar sequer uma resposta.

EFEITOS DOS ESFORÇOS DA ECONOMIA DE GUERRA

Breton, que através do surrealismo lançou o arrazoado contra a degeneração das conquistas do progresso, teve oportunidade de afirmar: "a maldição está lançada: todo poder de regeneração do mundo reside no amor humano".

Os programas de ódio, implícito nos vultuosos gastos para a guerra, criam ambiente de proveta monstruosa, impelindo a padronização da sociedade, adulterando o futuro, comprometendo a vida na terra.

Os esforços econômicos para a guerra degeneram as conquistas sociais.

Alguns dados são capazes de esboçar uma pálida impressão dessa realidade.

Aproximadamente dez mil bases militares e esquadras móveis, com mísseis e bombas nucleares algumas delas, estão espalhadas por todo o planeta.

Uma despesa de trinta milhões de dólares, por hora, é efetivada, gastando-se mais com armamentos do que a renda total dos países subdesenvolvidos. Mais do que a renda da África, Ásia e América Latina.

Um foguete, tipo Atlas, vale o mesmo que uma fábrica de fertilizantes de nitrogênio ou quatro universidades.

No mundo inteiro, embora a fome dizime em certas regiões, trigo, aveia, café, cevada, milho, manteiga e queijo são inutilizados, para manter a cotação dos preços.

Em 1960, apodreceu-se trigo suficiente para alimentar cada habitante da Índia, durante um ano.

Na África do Sul, dez mil crianças morrem, anualmente, de gastrenterite.

Um milhão de dólares será a quantia suficiente para terminar com a varíola.

Centenas de milhões de pessoas que sofrem de bouba poderiam ser curadas, com pequena aplicação dos gastos dos orçamentos de guerra.

Quinhentos milhões de pessoas sofrem de tracoma. Na África, cinquenta e cinco por cento das crianças padecem de deficiência de proteína.

A riqueza da terra é desperdiçada, malbaratada criminosamente, enquanto a fusão dos átomos de hidrogênio disponíveis nos oceanos do mundo abriga recursos de energia equivalentes ao volume de quinhentos oceanos do tamanho do Pacífico, cheios de petróleo de alta octanagem.

Para que esse sombrio quadro de terror possa prevalecer, paralelamente, viciam-se as linhas do pensamento livre, cujo exercício significaria o desmascaramento e a punição dos responsáveis.

> FT – A pandemia de Covid-19 revelou a fragilidade das armas diante do vírus e da peste. Potências militares mostraram-se impotentes e frágeis diante da guerra viral travada pela humanidade. Milhões se contaminaram e morreram, e a falta de investimento em saúde mostrou a inoperância e a inutilidade das armas. A economia de guerra mostrou-se falida e fraca entre 2020 e 2022. Aprendemos a lição? Os conflitos recentes, sobretudo a Guerra da Ucrânia, demonstram que não.

A AMEAÇA TOTAL

O fato inconteste de que hoje, e as perspectivas sombrias se avolumam, grande número de países detenha as condições de uso bélico da energia nuclear representa a maior ameaça de desaparecimento enfrentada pelo gênero humano que a história registra.

Realmente, em sistemas que se opõem, virulentamente, por suas condições ideológicas, políticas e econômicas, vários governos têm condições de deflagrar um conflito nuclear. Pondo de lado sutilezas de somenos, em sua grande maioria, é muito discutível o grau de sabedoria que vem presidindo as decisões dos Executivos contemporâneos, tratando-se de uma escolha, no mais das vezes, quase que inversa à verdadeira capacidade de conhecimento.

Como se compreender, então, como se admitir, que o próprio destino da humanidade fique preso às decisões de uns poucos homens, ainda que o raciocínio fosse válido se se tratasse de sábios e desprendidos cidadãos?

O chamado Clube Nuclear, que com mais propriedade deveria ser apodado de Clube de Espectro Fatal, vem aumentando o seu poderio de destruição que já ultrapassa as possibilidades de um Apocalipse irreversível.

A divulgação de seus perigosos resultados, de seus eventos maléficos, cujas experiências, aliás, no parecer desinteressado dos estudiosos, vêm provocando dramáticas consequências para a saúde, comprometendo o futuro, em termos de poluição da atmosfera, com o aumento da incidência do câncer e outras moléstias, o envenenamento de alimentos, o nascimento de crianças deformadas, torna-se questão de verdadeira salvação pública.

> FT – A realidade da "ameaça total" de devastação pela guerra nuclear ainda acompanha a humanidade que, como exposto, não aprendeu novamente as lições dadas pela pandemia e por outras crises da segunda metade do século XX e início do século XXI. As inovações tecnológicas não só não diminuíram os anseios pelos conflitos, como também parecem ter aumentado. O Clube Nuclear ganhou novos membros, desde a elaboração do texto original. E, além da ameaça nuclear, existem novos assombros decorrentes das alterações climáticas, que igualmente ameaçam a nossa vida e sobrevivência na Terra. Eis uma outra e nova faceta da chamada "ameaça total".

A DIVISÃO DO DESENVOLVIMENTO

Vimos assistindo ao aceleramento da diferenciação de velocidade de crescimento entre os países desenvolvidos e os subdesenvolvidos.

A pequena soma de capital transferido dos países desenvolvidos para os subdesenvolvidos é corroída pela deterioração dos termos de troca e condicionamento político de sua aplicação.

Esse fluxo de capital, aliás, representa apenas meio por certo de um produto nacional bruto de 1.500 bilhões de dólares.

Nesse compasso, as duas partes da humanidade necessitariam de séculos para manter relação aceitável.

Quatro quintos dos investimentos nas nações subdesenvolvidas são financiados pelos parcos recursos locais, de populações que vivem em baixos níveis de subsistência, e isso representa, na verdade, aumento do consumo dos bens de capital, em geral importados.

Segundo os relatórios das agências internacionais, o fluxo de capital para as nações em desenvolvimento vem sendo inferior ao dos anos precedentes.

Os dois desníveis, em padrões de consumo e investimentos e a acumulação dos pagamentos de débitos, criam uma perspectiva pessimista.

O crescimento não está na única dependência do nível tecnológico, mas de capital que não vem, e, bem pelo contrário, cria sistemas de auferimento de lucros desproporcionais para suas aplicações leoninas.

O que isso representa em alternativa política pode ser ilustrado pelo fator de que quase todos os litígios e guerras e revoluções, nos últimos anos, têm ocorrido nessas áreas de subdesenvolvimento.

Entre 1930 e 1960, a receita, por habitante, dos países subdesenvolvidos baixou de 58 para 30 dólares, e, segundo o Programa de Desenvolvimento Econômico das Nações Unidas, enquanto os fundos para o combate ao desenvolvimento desde 1960 foram de aproximadamente 150 bilhões de dólares, os gastos em armamentos aproximam-se de 1 trilhão de dólares.

> FT – Além da divisão entre países desenvolvidos e subdesenvolvidos, hoje temos os chamados *Países em desenvolvimento*, grupo do qual faz parte o Brasil. Porém, os problemas apontados no texto original, de 1968, ainda se mantêm, sobretudo o fato de que a renda é menor nos países que ainda não são tidos como desenvolvidos, principalmente na América do Sul. Nos últimos anos, especialmente em virtude da crise pandêmica, a fome voltou a ser uma realidade aguda e triste no nosso continente.

A INDÚSTRIA FARMACÊUTICA

A aplicação de vultosíssimos capitais, exigindo mão de obra especializadíssima e amplas redes de elaboração e comércio para seus produtos, vem transformando a indústria farmacêutica num dos maiores negócios contemporâneos.

Sua ligação íntima com a saúde e, portanto, com os interesses da vida nos indica certas dúvidas ponderáveis.

Comumente, e de períodos em períodos, ouvem-se acusações de que os grandes laboratórios atrasam a pesquisa de certos remédios para evitar que certas estocagens sejam prejudicadas. Não se pode permanecer omisso diante do estímulo para a demanda com o uso dos mais arrojados meios de comunicação e propaganda de determinados produtos.

Na massa de informações interessadas, até onde os profissionais de Medicina têm integral liberdade de discernimento?

Assim, tanto no campo da investigação pura e simples como no da distribuição de seus ingredientes – a indústria farmacêutica deve ficar a serviço total da sociedade –, procedendo-se ao fim da concorrência e da aplicação, nos laboratórios, de severa fiscalização da comunidade.

Senão a suspeita de que doenças terríveis, tais como o câncer, não estejam sendo combatidas e que drogas estejam sendo retiradas do mercado, para que se alimente o fomento industrial dos Laboratórios, irá num crescendo.

Não existem motivos morais para que se possa acreditar que um negócio que obedece aos comezinhos princípios empresariais e que, inclusive, abona fabulosos dividendos tenha essenciais preocupações com o exclusivo interesse pela saúde.

De qualquer forma, a disputa pelos mercados consumidores, com alternativa na oferta de preços, o encarecimento pelo uso da propaganda e multiplicidade organizatória, já significa um estágio de retração no desenvolvimento dessa indústria fundamental, no atendimento do bem comum.

> FT – Com a pandemia de Covid-19, vários debates passaram a envolver, mais uma vez, as indústrias farmacêuticas. De um lado, passou-se a pregar o tratamento precoce e o uso dos medicamentos, mesmo sabendo-se que eles nunca controlaram, de forma efetiva, uma pandemia viral na História da Humanidade. Por outro lado, pela primeira vez, na nossa História, foram criadas vacinas em tempo recorde, que controlaram a terceira onda pandêmica.
>
> Como se sabe, as pandemias virais têm três ondas clássicas. A primeira costuma ser a menor, diante do controle pelo isolamento social, prática milenar que sempre funcionou. A segunda é geralmente a mais aguda e mais intensa, diante do *cansaço pandêmico* da primeira onda e por mutações do vírus. A terceira, por fim, tem um impacto intermediário de mortes entre a primeira e a segunda. Tal conclusão pode ser constatada, por exemplo, na análise dos gráficos da pandemia da gripe espanholada, vivenciada entre 1918 e 1920.
>
> Desta vez, a terceira onda pandêmica foi menos intensa e mortal do que a primeira e só há uma explicação óbvia para isso: pelo impacto da vacina. Seja como for, apesar desses dados claros e facilmente perceptíveis, o movimento antivacina, como faceta do anti-intelectualismo e da anticiência, cresceu não só no Brasil, mas em todo o mundo, nos últimos anos.
>
> Uma das questões jurídicas que envolve as empresas farmacêuticas diz respeito aos *riscos do desenvolvimento*, tema que teve uma intensificação de debate com a pandemia de Covid-19. Esses riscos são aqueles que não são conhecidos pelas ciências e pelas empresas farmacêuticas quando da colocação do produto no mercado, vindo a ser descobertos em momento posterior, após a utilização desse produto, e tendo

em vista os avanços das ciências. Ilustrando, mencione-se o problema que já surge a respeito dos alimentos transgênicos, decorrentes de modificação genética. Imagine-se se, no futuro, for descoberto e comprovado cientificamente que tais alimentos causam doenças, como o câncer. Consigne-se que a matéria foi regulada, no Brasil, timidamente e de forma insatisfatória, pela Lei 11.105, de 2005, denominada Lei de Biossegurança. No tocante à responsabilidade civil, foi inserida norma prevendo a responsabilidade objetiva das empresas que desenvolvem atividades de transformação genética, em regime próximo à responsabilidade ambiental, que ainda será estudada (art. 20).

Como outro tema de grande relevo para a atualidade, justamente em virtude da pandemia, pode ser citado o emprego de medicamentos e de vacinas para combater a Covid-19. E se for comprovado que tais medicamentos, notadamente aqueles pregados como forma de tratamento precoce, na verdade não só não trazem a prevenção ou a cura como também geram danos consideráveis aos seus consumidores? E o que dizer quanto a vacinas que podem trazer riscos aos consumidores?

Sobre as vacinas, a Lei 14.125, de 10 de março de 2021, dispôs sobre a responsabilidade civil relativa a eventos adversos pós-vacinação contra a Covid-19, e também sobre a aquisição e distribuição de vacinas por pessoas jurídicas de Direito Privado. A respeito da responsabilização civil, o seu art. 1º transferia os riscos para os entes públicos, prevendo o seu *caput* que, "enquanto perdurar a Emergência em Saúde Pública de Importância Nacional (Espin), declarada em decorrência da infecção humana pelo novo coronavírus (SARS-CoV-2), ficam a União, os Estados, o Distrito Federal e os Municípios autorizados a adquirir vacinas e a assumir os riscos referentes à responsabilidade civil, nos termos do instrumento de aquisição ou fornecimento de vacinas celebrado, em relação a eventos adversos pós-vacinação, desde que a Agência Nacional de Vigilância Sanitária (Anvisa) tenha concedido o respectivo registro ou autorização temporária de uso emergencial".

Em complemento, nos termos do seu § 1º, para os fins dessa responsabilização e da cobertura desses riscos, os entes públicos poderiam constituir garantias ou contratar seguro privado, nacional ou internacional, em uma ou mais apólices. Essa assunção dos riscos, ademais, estaria restrita às aquisições feitas pelo respectivo ente público (art. 1º, § 2º, da Lei 14.125/2021). Sustentou-se, no passado, que somente com o surgimento dessa lei houve embasamento legal e segurança jurídica para que o País adquirisse as vacinas que venceram a pandemia de Covid-19.

A grande dúvida relativa à lei emergente dizia respeito ao fato de ser essa assunção total ou não, ou seja, se ela excluiria a eventual responsabilização dos fabricantes das vacinas, com base no Código de Defesa do Consumidor, que consagra a sua responsabilidade objetiva e solidária, em vários de seus comandos. *A priori*, a minha resposta é negativa, até porque tem-se entendido que os riscos do desenvolvimento não são excludentes do dever de indenizar e da correspondente responsabilidade civil pela Lei 8.078/1990.

Diante da mudança da realidade pandêmica, a Lei 14.466/2022 revogou expressamente a Lei 14.125/2021, notadamente diante do desaparecimento da situação de emergência em saúde pública em virtude da pandemia, não estando mais o texto anterior em vigor em nosso País.

Seja como for, o tema dos *riscos do desenvolvimento* é amplamente debatido no Velho Continente, particularmente diante da Diretiva 85/374/CEE, da Comunidade Europeia, de 25.07.1985, relativa "à aproximação das disposições legislativas, regulamentares e administrativas dos Estados-Membros em matéria de responsabilidade decorrente dos produtos defeituosos". O art. 7º da referida Diretiva Internacional enuncia as hipóteses em que a empresa não responde pelo produto colocado no mercado.

O primeiro caso de exclusão da responsabilidade diz respeito à hipótese de prova do produtor de que não colocou o produto em circulação, situação em que o dano não se faz presente. Ademais, pode-se falar em ausência de nexo de causalidade em casos tais, não havendo a necessária relação de causa e efeito entre uma eventual conduta e o dano presente. A segunda hipótese de exclusão da reparação refere-se ao caso de o produtor provar que, tendo em conta as circunstâncias, se pode considerar que o defeito não existia no momento em que o produto foi posto em circulação ou que esse defeito surgiu posteriormente. Tal definição tem relação com os *riscos do desenvolvimento*.

Igualmente, não haverá responsabilidade do fabricante no sistema europeu se ele provar que o produto não foi fabricado para venda ou para qualquer outra forma de distribuição com um fim econômico por parte do produtor, nem fabricado ou distribuído no âmbito da sua atividade profissional. A quarta situação é se o defeito, bem como o consequente dano ao consumidor são devidos à conformidade do produto com normas imperativas estabelecidas pelas autoridades públicas. Como quinta previsão, o produtor não responde se o estado dos conhecimentos científicos e técnicos no momento da colocação em circulação do produto não lhe permitiu detectar a existência do defeito, excludente do mesmo modo interativa aos *riscos do desenvolvimento*. Por fim, o produtor não responde pelo defeito imputável à concepção do produto no qual foi incorporada a parte componente ou às instruções dadas pelos fabricantes.

No sistema português, a referida Diretiva foi recepcionada pelo Decreto-lei 383, de 06.11.1989, alterado, posteriormente, pelo Decreto-lei 131, de 24.04.2001. As previsões sobre os riscos do desenvolvimento recebem críticas contundentes da doutrina lusitana, eis que estariam mais próximas de um sistema de responsabilidade subjetiva fundada na culpa.

A questão não é pacífica entre os portugueses, uma vez que a comissão elaboradora do anteprojeto do Código do Consumidor português pretende reproduzir a norma da Diretiva, com a menção dos *riscos do desenvolvimento* como excludente da responsabilidade do produtor.

No caso brasileiro, pode-se afirmar que o tema divide a doutrina, havendo uma propensão a afirmar que os *riscos do desenvolvimento* não excluem o dever de indenizar, apesar de fortes resistências. Nessa linha de raciocínio foi a opinião dos juristas presentes na *I Jornada de Direito Civil*, com a aprovação do Enunciado n. 43, dispondo que "a responsabilidade civil pelo fato do produto, prevista no art. 931 do novo Código Civil, também inclui os riscos do desenvolvimento".

De fato, seja no sistema civilista ou, principalmente, consumerista, a melhor conclusão é a de que o fornecedor responde pelos *riscos do desenvolvimento*, servindo como alento as ideias de risco-proveito e de risco do empreendimento. Ademais, a responsabilidade, na proporção do risco presente, pode ser retirada do art. 10 da Lei 8.078/1990, eis que o fornecedor não poderá colocar no mercado produto que sabia ou deveria saber tratar-se de algo perigoso.

Em reforço, subsome-se o imperativo do art. 8º do Código Consumerista, no sentido de que os produtos colocados no mercado de consumo não acarretarão riscos à saúde ou à segurança dos consumidores, exceto os considerados normais e previsíveis em decorrência de sua natureza e fruição, obrigando-se os fornecedores, em qualquer situação, a disponibilizar as informações necessárias e adequadas a seu respeito. Por bem, a jurisprudência nacional tem chegado à mesma conclusão, cabendo destacar a seguinte decisão do Tribunal de Justiça do Rio de Janeiro:

"Plano de saúde. Recusa da seguradora em custear o tratamento de quimioterapia sob alegação de que se trata de medicamento experimental. Sentença procedente. Dano moral configurado. Prevendo o contrato cobertura para a quimioterapia, não poderia a primeira apelante negar o custeio para o tratamento correlato, através de nova técnica, mais eficaz e indicada para o paciente. Ademais, de acordo com o denominado risco do desenvolvimento, é de serem imputados aos fornecedores de serviço não só as novas técnicas, mas também os efeitos colaterais que a ciência só veio a conhecer posteriormente, caso em que a nova descoberta é incorporada aos serviços. Danos morais reduzidos ao patamar de R$ 8.000,00, com juros moratórios a contar da citação. Quanto à restituição da quantia de R$ 4.120,81, deve ser na forma simples, e não em dobro, uma vez que, além de o pagamento não ter sido realizado diretamente em favor do réu (fls. 77), não houve cobrança indevida, mas apenas a recusa da cobertura securitária, não sendo, assim, aplicável o art. 42 da Lei 8.078/1990. Provimento parcial de ambos os recursos" (TJRJ, Apelação 2009.001.19443, 4ª Câmara Cível, Rel. Des. Mônica Tolledo de Oliveira, j. 15.09.2009, *DORJ* 21.09.2009, p. 137).

Mais recentemente, do Tribunal Gaúcho, concluiu-se que "a relação de consumo havida entre as partes resta evidenciada em razão do atendimento, ainda que gratuito, que possibilita a formação dos discentes que remuneram a instituição ré. Do dever de indenizar. Sendo a responsabilidade da clínica demandada objetiva, pois inerente ao risco do desenvolvimento do negócio, deve ela responder pelos danos causados aos seus assistidos, notadamente o alojamento de corpo estranho na mandíbula do autor, decorrente da fratura de agulha durante anestesia odontológica" (TJRS, Apelação Cível 0158692-05.2014.8.21.7000, 9ª Câmara Cível, Cachoeira do Sul, Rel. Des. André Luiz Planella Villarinho, j. 15.10.2014, *DJERS* 22.10.2014).

Pelo mesmo caminho de inclusão dos riscos do desenvolvimento na responsabilidade civil, vejamos julgado do Superior Tribunal de Justiça que determinou a responsabilidade da empresa de medicamento pelo produto que, posteriormente, descobriu-se ser de uso limitado ou restritivo:

> "Direito do consumidor. Consumo de Survector, medicamento inicialmente vendido de forma livre em farmácias. Posterior alteração de sua prescrição e imposição de restrição à comercialização. Risco do produto avaliado posteriormente, culminando com a sua proibição em diversos países. Recorrente que iniciou o consumo do medicamento à época em que sua venda era livre. Dependência contraída, com diversas restrições experimentadas pelo paciente. Dano moral reconhecido. É dever do fornecedor a ampla publicidade ao mercado de consumo a respeito dos riscos inerentes a seus produtos e serviços. A comercialização livre do medicamento Survector, com indicação na bula de mero ativador de memória, sem efeitos colaterais, por ocasião de sua disponibilização ao mercado, gerou o risco de dependência para usuários. A posterior alteração da bula do medicamento, que passou a ser indicado para o tratamento de transtornos depressivos, com alto risco de dependência, não é suficiente para retirar do fornecedor a responsabilidade pelos danos causados aos consumidores. O aumento da periculosidade do medicamento deveria ser amplamente divulgado nos meios de comunicação. A mera alteração da bula e do controle de receitas na sua comercialização não são suficientes para prestar a adequada informação ao consumidor. A circunstância de o paciente

ter consumido o produto sem prescrição médica não retira do fornecedor a obrigação de indenizar. Pelo sistema do CDC, o fornecedor somente se desobriga nas hipóteses de culpa exclusiva do consumidor (art. 12, § 3º, do CDC), o que não ocorre na hipótese, já que a própria bula do medicamento não indicava os riscos associados à sua administração, caracterizando culpa concorrente do laboratório. A caracterização da negligência do fornecedor em colocar o medicamento no mercado de consumo ganha relevo à medida que, conforme se nota pela manifestação de diversas autoridades de saúde, inclusive a OMC, o cloridrato de amineptina, princípio ativo do Survector, foi considerado um produto com alto potencial de dependência e baixa eficácia terapêutica em diversas partes do mundo, circunstâncias que inclusive levaram a seu banimento em muitos países. Deve ser mantida a indenização fixada, a título de dano moral, para o paciente que adquiriu dependência da droga. Recurso especial conhecido e provido" (STJ, REsp 971.845/DF, 3ª Turma, Rel. Min. Humberto Gomes de Barros, Rel. p/ acórdão Min. Nancy Andrighi, j. 21.08.2008, *DJe* 1º.12.2008).

Em 2020, no mesmo sentido de responsabilização, julgou o Superior Tribunal de Justiça que "o risco do desenvolvimento, entendido como aquele que não podia ser conhecido ou evitado no momento em que o medicamento foi colocado em circulação, constitui defeito existente desde o momento da concepção do produto, embora não perceptível *a priori*, caracterizando, pois, hipótese de fortuito interno. Embora a bula seja o mais importante documento sanitário de veiculação de informações técnico-científicas e orientadoras sobre um medicamento, não pode o fabricante se aproveitar da tramitação administrativa do pedido de atualização junto a Anvisa para se eximir do dever de dar, prontamente, amplo conhecimento ao público – pacientes e profissionais da área de saúde –, por qualquer outro meio de comunicação, dos riscos inerentes ao uso do remédio que fez circular no mercado de consumo. Hipótese em que o desconhecimento quanto à possibilidade de desenvolvimento do jogo patológico como reação adversa ao uso do medicamento SIFROL subtraiu da paciente a capacidade de relacionar, de imediato, o transtorno mental e comportamental de controle do impulso ao tratamento médico ao qual estava sendo submetida, sobretudo por se tratar de um efeito absolutamente anormal e imprevisível para a consumidora leiga e desinformada, especialmente para a consumidora portadora de doença de Parkinson, como na espécie" (STJ, REsp 1.774.372/RS, 3ª Turma, Rel. Min. Nancy Andrighi, j. 05.05.2020, *DJe* 18.05.2020). Pontuo que o julgado afastou a alegação de culpa ou fato concorrente do consumidor.

Sem dúvida, os riscos do desenvolvimento constituem um dos temas mais delicados na ótica consumerista e da responsabilidade civil das indústrias farmacêuticas, devendo ser debatidos com grande profundidade pela doutrina e pela jurisprudência nacionais, no presente e no futuro, notadamente diante das consequências da pandemia de Covid-19 e de outras doenças que podem ainda surgir entre nós.

AS FRONTEIRAS DO PRECONCEITO

A institucionalização do ódio racial que atormenta milhões de indivíduos, fechando possibilidades de emprego, limitando as conquistas sociais e políticas, faz o contexto para o antissemitismo, as disputas de fronteiras, questiúnculas num mundo avassalado pela ânsia de desenvolvimento.

A preocupação de englobar num só sistema a mecânica quântica, a teoria das partículas elementares e a cosmologia, numa nova concepção física do Universo, sedutora perspectiva de ciência, é, muitas vezes, discutida ao lado de perturbadas imposições de rigorismo contra cidadãos por causa de sua pele, religião ou posições ideológicas.

São contradições que a cultura não pode admitir e devem falecer, superadas pelo progresso.

A Europa, através de esforços incomuns, vem unificando seus sistemas de transportes e quadros econômicos, depois de séculos de ardorosas quizílias nacionais que culminaram na Grande Guerra provocada pelo nazismo e o preconceito antijudaico hitlerista.

Para a Itália, a França e a Alemanha, esse esboço de unificação representa sensível avanço comunitário e de bem-estar para suas populações.

Não obstante, na África, América Latina, **Índia e outras regiões** subdesenvolvidas, e em quistos governamentais ou sociedades em desenvolvimento, continuam a se implementar latentes distúrbios oriundos de preconceitos.

Somente o entendimento integral do ser humano – independentemente de convicções espirituais ou contingências de pele, fronteiras ou idiomas – possibilitará o aproveitamento universal da técnica.

> FT – O combate ao racismo tem crescido de forma considerável no mundo democrático, surgindo em todo o mundo *movimentos antirracistas*, ao mesmo tempo que o preconceito ganha força. Tem-se afirmado que não *basta não ser racista, deve-se ser antirracista*.
>
> No caso brasileiro, com relação direta com os temas tratados neste livro, a Lei 14.532/2023 alterou a Lei 7.716/1989, conhecida como *Lei do Crime Racial*, e também o Código Penal. Passou-se a tipificar como crime de racismo a injúria racial, a se prever pena de suspensão de direito em caso de racismo praticado no contexto de atividade esportiva ou artística e, ainda, pena para o racismo religioso e recreativo ou o praticado por funcionário público.
>
> Nos termos do novo art. 2º-A da *Lei do Crime Racial*, injuriar alguém, ofendendo-lhe a dignidade ou o decoro, em razão de raça, cor, etnia ou procedência nacional, passou a ser um crime punido com a pena de reclusão, de dois a cinco anos, e multa. A pena será aumentada de metade se o crime for cometido mediante concurso de duas ou mais pessoas.
>
> Além disso, com interesse direto para o tema das novas tecnologias, foi incluído um § 2º ao art. 20 da norma, prevendo que, se qualquer desses crimes for cometido por intermédio dos meios de comunicação social, de publicação em redes sociais, da rede mundial de computadores ou de publicação de qualquer natureza, a pena será de três a cinco anos, além de multa.
>
> Ademais, se qualquer desses crimes previstos for cometido no contexto de atividades esportivas, religiosas, artísticas ou culturais destinadas ao público, impõe-se a pena de reclusão, de dois a cinco anos; além da proibição de frequência, por três anos, a locais destinados a práticas esportivas, artísticas ou culturais destinadas ao público, conforme o caso (novo § 2º-A do art. 20 da Lei do Crime Racial).

Haverá aumento das penas de um terço até a metade quando os crimes ocorrerem em contexto ou com intuito de descontração, diversão ou recreação, inclusive pelas mídias sociais (*racismo recreativo*, consoante o art. 20-A). Como se pode perceber, a norma tem incidência mesmo nos casos de declarações feitas em tom de brincadeira, inclusive por artistas ou comediantes.

A mesma regra de aumento da pena vale se o crime for praticado por funcionário público (art. 20-B). Por fim, na interpretação da nova norma, o juiz deve também considerar como discriminatória qualquer atitude ou tratamento dado à pessoa ou a grupos minoritários que cause constrangimento, humilhação, vergonha, medo ou exposição indevida, e que usualmente não se dispensaria a outros grupos em razão de cor, etnia, religião ou procedência (art. 20-C da *Lei do Crime Racial*).

Além da imposição das penas descritas, por óbvio, o ofendido poderá ingressar com uma ação de reparação de danos, materiais e morais, pelas ofensas praticadas, nos termos dos arts. 186, 927 e 953 do Código Civil. Além do dano individual, é possível ainda a condenação do racista por danos coletivos, sejam individuais coletivos ou difusos, que atingem toda a sociedade.

INTELIGÊNCIA E CONSIDERAÇÃO SOBRE O HOMEM

Inicialmente, figuraremos a diminuta repercussão do ser humano, sua deficiência, quase incapacidade de colocação e, finalmente, sua abstrusa preocupação de diferenciação étnica.

Para Piveteau, se reduzíssemos, mentalmente, a um ano o tempo de duração da vida na terra, o homem aparece no começo das quatro últimas horas do último dia desse ano. O homem de Neanderthal, numa fração do último minuto. Dois milhões de anos, nos dois ou quatro bilhões que a terra tem. O mais recente dos seres vivos.

Capaz de descobrir leis que regem o Universo, domesticando animais, obtendo seres à luz da genética, cruzando espaços e criando mundos, ignora o fundamental – o que é a vida que o anima, a dor que sente, a sensação, a consciência que o norteia.

E os fatos fundamentais da genética – O mesmo homem e a mesma mulher, no ato da reprodução, produzirem filhos que pouco se assemelham aos pais ou entre si.

A partir de uma citação do Gênesis, capítulo 9, versículo 25, em que se relata que Canaan (que se supõe negro) teria sido amaldiçoado servo dos servos, seu irmão será; filósofos ou estudiosos se arrogam a construção de teorias de superioridade racial, as mais estapafúrdias e não fundamentadas.

David Hume, no século XVIII, supunha que "os negros são por natureza inferiores aos brancos". Albert Schweitzer, entoado por sua aparente santidade, afirmava que "o negro é uma criança, e com criança não se pode nada sem provar autoridade". O antropólogo Carleton Coon afirmava que o *homo sapiens* é o produto de cinco evoluções, sendo o último a alcançar a plenitude o negro. O fisiólogo Iwight Ingle afirma que os negros têm bases biológicas para a incompetência, a indolência e a irresponsabilidade.

Afirmativas dessa ordem, a serviço político e ideológico, atormentam o quadro, já caótico, suficientemente dos laços sociais.

Em contrapartida, constata-se a afirmativa lúcida e esclarecedora de Einsten: "Em outro meio, eu seria um néscio", dando razão a Morton Fried, que afirma, juntamente com uma convenção internacional de etnólogos e antropologistas, reunidos em 1964 – Hoje os povos do mundo têm iguais potencialidades biológicas para alcançar qualquer nível de civilização, e as diferenças entre as realizações dos distintos povos devem ser atribuídas, unicamente, a seus antecedentes culturais.

> FT – A isonomia ou *igualdade material* é um dos fundamentos da República Federativa do Brasil, prevista no art. 5º, *caput*, do Texto Maior, que assim assevera: "todos são iguais perante a lei, sem distinção de qualquer natureza, garantindo-se aos brasileiros e aos estrangeiros residentes no País a inviolabilidade do direito à vida, à liberdade, à igualdade, à segurança e à propriedade, nos termos seguinte". Trata-se de uma concretização especializada do *princípio dos princípios*, que visa à proteção e à tutela da dignidade da pessoa humana, previsto no art. 1º, inc. III, da própria Constituição da República. Sendo assim, o sistema jurídico brasileiro não admite expressões de preconceito, com o uso de termos odiosos, inclusive por meio das ferramentas das novas tecnologias, sob pena de ampla responsabilização dos agentes que assim o atuam. Por isso, do ponto de vista legal e jurídico, reforça-se o trecho final do texto original escrito pelo Professor Jacob Pinheiro Goldberg, no sentido de que "os povos do mundo têm iguais potencialidades biológicas para alcançar qualquer

nível de civilização, e as diferenças entre as realizações dos distintos povos devem ser atribuídas, unicamente, a seus antecedentes culturais".

INTEGRAÇÃO DA CIÊNCIA SOCIAL

Temos constatado, nos últimos decênios, a abertura de novas sendas para pesquisas e orientação das chamadas ciências sociais. Com dignidade universitária, a Sociologia, a Economia Política, a Psicologia passam a servir como anteparos lúcidos para tímidas e suaves reformulações das comunidades, *et pour cause*, de mantenedoras do *status quo*.

Tal se verifica pelo uso indiscriminado de verbas astronômicas de instituições internacionais.

Na realidade, somente uma compreensão integrada da ciência social, em seu todo, de busca de consecução da harmonia coletiva, pode e deve ser admitida.

O desligamento dessa concepção unitária acaba por aumentar o grau de mistificação, de alienação, conferindo-lhe gabarito especial.

E, para essa integração, urge a reunião de todos os seus levantamentos e estudos, em filosofia humanística, sem a qual se despe de base ética, para se transformar, como tem acontecido, em capatazia dos interesses dominantes do Estado e da sociedade.

FT – Na linha do proposto pelo Professor Jacob Pinheiro Goldberg, há tempos tenho defendido a *interdisciplinaridade*, entre as ciências sociais. Conforme ensina Lídia Reis de Almeida Prado, a *interdisciplina* constitui a mais recente tendência da teoria do conhecimento, que decorre da era após a modernidade. Essa tendência visa possibilitar que, na produção do saber, não incida o radical cientificismo formalista (*objetivismo*) ou o exagerado humanismo (*subjetivismo*), caracterizando-se por ser obtida a partir de uma predisposição para um encontro entre diferentes pontos de vista, oriundos das mais diversas variantes científicas. A par dessa visão – resume a doutrinadora –, a *interdisciplinaridade* leva, de forma criativa, à transformação da realidade. Para ela, por tal caminho é possível conhecer *o saber com sabor* (PRADO, Lídia Reis de Almeida. *O juiz e a emoção*. Aspectos da lógica da decisão judicial. 2. ed. Campinas: Millenium, 2003, p. 3).

Nesse contexto, o Direito não pode ser concebido como uma ciência isolada, como uma ilha ou um *bunker*, separado das outras ciências. O Direito não só pode como deve interagir com os outros campos científicos. O aplicador do Direito não pode ser concebido como um *náufrago solitário*, ou como um soldado sozinho à sua metralhadora, à espera do inimigo para soltar as rajadas de seus projéteis. O jurista, como um ser social que é, deve interagir com os outros cientistas. Quem sabe, mais do que isso, o jurista deve ser (ou tentar ser) um cientista das outras ciências.

A relação com a teoria tridimensional do Direito, desenvolvida, entre outros, por Miguel Reale, fica clara, pois se clama que o aplicador do direito seja, do ponto de vista dos fatos, um sociólogo; do ponto de vista dos valores, um filósofo; do ponto de vista das normas, um jurista. Na *visão realeana*, tais fatores podem se influir de forma recíproca, de maneira conjetural, diante das mudanças factuais, valorativas e normativas da sociedade (REALE, Miguel. *Teoria tridimensional do direito*. Situação atual. 5. ed. 6. tir. São Paulo: Saraiva, 2003, p. 57). O direito ganha dinamismo, de acordo com as mudanças pelas quais passa a sociedade e os valores coletivos. E não há como negar que nos últimos anos tais transformações passaram a ser mais intensas e mais rápidas.

Como já escrevi em outra oportunidade, trabalhando em coautoria com a psicanalista Giselle Câmara Groeninga, e tentando diálogos intercientíficos, buscar a interdisciplinaridade de institutos das ciências humanas não é tarefa fácil, sobretudo porque é preciso ter humildade para encarar o novo, um âmbito diversificado daquele de atuação (TARTUCE,

Flávio; GROENINGA, Giselle. O dano à integridade psíquica. Uma análise interdisciplinar. *In:* DELGADO, Mário Luiz; ALVES, Jones Figueiredo (Coord.). *Questões controvertidas no novo Código Civil.* Responsabilidade Civil. São Paulo: Método, 2006, v. 5, p. 141-165 [Série Grandes Temas de Direito Privado]).

Como ali se afirmou, a busca pela mudança, e, talvez, até a falta de medo, é que acaba por motivar os diálogos interdisciplinares; talvez também esteja presente uma *das vantagens de ser bobo*, conforme expõe, em prosa, Clarice Lispector.

O *bobo*, como diz a poetisa, às vezes oferece ao mundo uma saída, uma vez que os espertos só se lembram de sair por meio da esperteza: o bobo tem originalidade, surgindo-lhe a ideia de forma espontânea. Afirma mais Clarice Lispector, que o *bobo* tem a oportunidade de ver as coisas que os espertos não veem. O bobo ganha utilidade e sabedoria para viver. O *bobo* nunca parece ter tido vez. Ser *bobo* é uma criatividade e, como toda criação, é difícil.

Essas vantagens de ser bobo são aquelas que motivam o ser humano a buscar o que lhe é novo, a cada dia, superando cada desafio, vivendo cada sonho imaginado, e, eventualmente, pisando nas pedras que o caminho possa oferecer. Deve-se ter em mente que o caminho da interdisciplinaridade pode ser tortuoso, mas que ele acaba por trazer soluções imprescindíveis para a ciência jurídica.

A *interdisciplinaridade* parte do princípio de que a busca do saber é uma só, como afirma Rubens Limongi França, pois as mais diversas disciplinas das mais variadas ciências e profissões representam nada mais do que partes de uma sabedoria única, "que se encontra ínsita no Macrocosmos e no Microcosmos. Partes essas, todas elas, inteiramente, conectadas, às quais nenhum estudioso tem acesso, sequer razoável, se trouxer a vaidade e a afronta de se intitular especialista e, sobretudo, se agir como tal" (FRANÇA, Rubens. *A simbologia das cores e a cromoterapia.* Edição do autor, 1998, p. 6). A propósito, trata-se de um livro em que um dos maiores civilistas brasileiros estuda o tratamento da saúde pelas cores, ou seja, não se trata de uma obra jurídica como tantas outras que o doutrinador escreveu. Por isso, Limongi utilizou apenas parte de seu nome, mencionando na apresentação da obra que tem uma carreira específica, concernente a um outro assunto, exercida há cerca de meio século, o que o fez alcançar o título de doutor em uma Universidade Católica (a PUC-SP, em 1963) e a titularidade em uma Universidade da rede oficial (a USP, em 1988). Limongi ressalta nessa introdução a sua formação interdisciplinar, como poeta, contista, escultor, pintor, desenhista e teólogo. E conclui:

> "Não há nenhuma possibilidade de domínio da mais elementar 'especialidade', se o estudioso não se iniciar, intencionalmente ou não, em um sem-número de ciências auxiliares. Ao contrário, se procura adentrar-se nos múltiplos aspectos que oferecem os objetos do Saber, o pesquisador irá, gradativamente descortinando a trama esplendida das interligações do Conhecimento, à semelhança das forças cósmicas que sustentam a Creação, desde o equilíbrio dos prótons e íons, até a harmonia deslumbrante das galáxias" (FRANÇA, Rubens. *A simbologia das cores e a cromoterapia*. Edição do autor, 1998, p. 6).

Com o diálogo entre as ciências, torna-se viável rever antigos paradigmas, enxergando além das antigas categorias e dos velhos manuais. É possível abrir novos caminhos, buscando soluções mais justas, de acordo com os anseios sociais e da coletividade. Os diálogos travados neste livro, em coautoria, também almejam esses objetivos.

CRITÉRIO DE CENSURA

O absurdo de irrealismo que preside as decisões da censura pode ser observado na contradição de que um jovem de dezoito anos, apto para a guerra, portanto para matar ou morrer, não pode assistir a obras-primas de cinema e arte que uma concepção puritana e travestida de moral reputa indecentes, tais como de Goddard e Marco Bellochio.

Qualquer matutino empresta tamanho destaque às questões de guerra, terror, crime e sexo, que se identifica como verdadeiro compêndio de intolerância e ódio e obscenidade e, no entanto, é oferecido e vendido em quaisquer bancas de jornais, em todas as esquinas.

É um problema que atenta contra todas as normas de sanidade. É uma pressão subjetiva diária e maciça para a desordem civil e o desajuste psicológico.

De um jornal, *inteiramente* ao acaso, retiramos os títulos de notícias e reportagens na conformidade em que se seguem. Qualquer sociólogo ou psicólogo poderia tratar tal fonte de tensões informativas como impulso para a destruição.

Desnível ameaça paz – Os terroristas teriam planejado novo rapto – Ohio é palco de conflitos – Campanha irrita militares bolivianos – República de Benin durou apenas 1 dia – Garrison acusa – Impunidade no Congresso – Demagogia com o inquilinato – As dores do parto da montanha – Contrabando – Chuvas preocupam sul – Congestionamento no parto – Governo derrotado – Cassação de mandato – Chuva continua a causar preocupação, bombeiro desaparece – Governo para para sustar vaia – Cassará canais de TV – Dramática derrota trabalhista – Illia e Pistarini decididos a bater-se em duelo – Nova experiência atômica – A Rede é embuste – Censurada fita italiana – Adiada operação do Papa – Mostra fecha por segurança – Artistas protestam – Fim da greve – Revolta em Guaratinguetá – Crime da avenida sem solução – Preso ladrão da Rua Augusta – e assim por diante.

Trata-se de verdadeiro roteiro de material extraído da escória social.

Não se pode aceitar que o jornal se limite a retratar a realidade e que qualquer outro enfoque dos problemas seria cair no vício das puras intenções de fantasias idealistas.

A visão caleidoscópica da realidade admite versões e visões inteligentes, com potencial de instrução e correição moral. Esta é a única censura que se poderia admitir, aliada à exigência de um mínimo de conhecimentos culturais para os que digerem informação para o público.

> FT – A censura não é admitida pela Constituição da República Federativa do Brasil, que a veda nos seus arts. 5º e 220. A propósito dessa temática, um dos principais julgamentos brasileiros diz respeito às biografias não autorizadas.
>
> Foi proposta uma Ação Direta de Inconstitucionalidade perante o Supremo Tribunal Federal contra os arts. 20 e 21 do Código Civil – que tratam da tutela da imagem e da intimidade como direitos da personalidade – pela Associação Nacional dos Editores de Livros (ADIn 4.815, intentada em julho de 2012). O pedido da ação era no sentido de ser reconhecida a inconstitucionalidade parcial desses dispositivos, sem redução de texto, "para que, mediante interpretação conforme a Constituição, seja afastada do ordenamento jurídico brasileiro a necessidade do consentimento da pessoa biografada e, *a fortiori*, das pessoas retratadas como coadjuvantes (ou de seus familiares, em caso de pessoas falecidas) para a publicação ou veiculação de obras biográficas, literárias ou audiovisuais, elaboradas a respeito de pessoas públicas ou envolvidas em acontecimentos de interesse coletivo".
>
> Corretamente, no início de junho de 2015, o Supremo Tribunal Federal, com unanimidade, julgou procedente a referida

ação, prestigiando a liberdade de expressão e afastando a censura prévia no caso das biografias não autorizadas no Brasil. Conforme a decisão final da Relatora, Ministra Cármen Lúcia, "pelo exposto, julgo procedente a presente ação direta de inconstitucionalidade para dar interpretação conforme à Constituição aos arts. 20 e 21 do Código Civil, sem redução de texto, para, a) em consonância com os direitos fundamentais à liberdade de pensamento e de sua expressão, de criação artística, produção científica, declarar inexigível o consentimento de pessoa biografada relativamente a obras biográficas literárias ou audiovisuais, sendo por igual desnecessária autorização de pessoas retratadas como coadjuvantes (ou de seus familiares, em caso de pessoas falecidas); b) reafirmar o direito à inviolabilidade da intimidade, da privacidade, da honra e da imagem da pessoa, nos termos do inc. X do art. 5º da Constituição da República, cuja transgressão haverá de se reparar mediante indenização".

Em suma, julgou-se pela impossibilidade da censura prévia das obras e livros biográficos, devendo os abusos e excessos ser resolvidos a partir do abuso de direito e da correspondente responsabilização civil do agente causador do dano. Uma frase dita pela Ministra Relatora quando do julgamento, muito comum nos meios populares, sobretudo em Minas Gerais, resumiu sua posição: "o cala-boca já morreu".

Além da precisa relatoria, merecem destaque as anotações do Ministro Luís Roberto Barroso, amparando suas conclusões na técnica de ponderação, aqui antes citada. Conforme suas lições, "a ponderação é uma forma de estruturar o raciocínio jurídico. Há diferentes modos de trabalhar com ela. Do modo como eu opero a ponderação, ela se desenvolve em três etapas: a) na primeira, verificam-se as normas que postulam incidência ao caso; b) na segunda, selecionam-se os fatos relevantes; c) e, por fim, testam-se as soluções possíveis para verificar, em concreto, qual delas melhor realiza a vontade constitucional. Idealmente, a ponderação deve procurar fazer concessões recíprocas, preservando o máximo possível dos direitos em disputa".

Ao tratar dos arts. 20 e 21 do Código Civil, considerou o Ministro Barroso que afirmar a liberdade de expressão como preponderante em relação à intimidade decorre de três razões. A primeira razão é que "o passado condena. A história da liberdade de expressão no Brasil é uma história acidentada. A censura vem de longe: ao divulgar a Carta de Pero Vaz de Caminha, certidão de nascimento do país, o Padre Manuel Aires do Casal cortou vários trechos que considerou 'indecorosos'". Como segunda razão, destacou o julgador que "a liberdade de expressão é pressuposto para o exercício dos outros direitos fundamentais. Os direitos políticos, a possibilidade de participar no debate público, reunir-se, associar-se e o próprio desenvolvimento da personalidade humana dependem da livre circulação de fatos, informações e opiniões. Sem liberdade de expressão e de informação não há cidadania plena, não há autonomia privada nem autonomia pública". Por fim, a terceira razão está relacionada ao fato de ser a liberdade de expressão "indispensável para o conhecimento da história, para o progresso social e para o aprendizado das novas gerações".

Com isso, felizmente, as biografias não autorizadas passam a ser possíveis no Brasil, não se admitindo mais a censura prévia. Como demonstrou o Ministro Barroso, citando exemplos concretos:

> "Eu aqui lembro que esses dispositivos do Código Civil que aqui deveremos fulminar não é apenas inconstitucional em tese. Ele tem causado danos reais à cultura nacional e aos legítimos interesses de autores e editores de livros. Os exemplos de interferência judicial na divulgação de biografias são inúmeros: (i) Ruy Castro, 'Estrela Solitária: um brasileiro chamado Garrincha'; (ii) Paulo César Araújo, 'Roberto Carlos em Detalhes'; (iii) Alaor Barbosa dos Santos, 'Sinfonia de Minas Gerais – a vida e a literatura de João Guimarães Rosa'; (iv) Toninho Vaz, 'O Bandido que Sabia Latim'; (v) Eduardo Ohata, 'Anderson Spider Silva – o relato de um campeão nos ringues da vida'; (vi) Pedro de Morais, 'Lampião – O Mata Sete'".

Sucessivamente a esse julgamento, em anos mais recentes, surgiram desafios mais agudos, sobretudo diante da necessidade de se controlar abusos, agressões, discursos de ódio e tentativas de rupturas institucionais por meio da informação, principalmente pela que é transmitida pelas redes sociais. Em casos tais, por envolver interesses e valores maiores aos que foram colocados em julgamento no caso das biografias não autorizadas, a conclusão pode ser diferente, inclusive com medidas jurídicas de restrição da comunicação e da atuação dos agressores. Mais uma vez, como já sinalizado nesta obra, a discussão jurídica passa pela análise da *técnica de ponderação*, que foi positivada pelo Código de Processo Civil de 2015, no seu art. 489, § 2º.

PÍLULA ANTICONCEPCIONAL E UMA FILOSOFIA DA FORÇA

O uso da pílula anticoncepcional, nas regiões denominadas subdesenvolvidas, como solução para seus problemas econômicos e sociais, é uma antevisão que o complexo industrial imperialista e colonialista prevê de limitação da natalidade.

O respeito à saúde e à dignidade da mulher não inibe o uso de medicamentos adequados para evitar a concepção, desde que tal se dê por sua livre vontade e no exercício de seu integral poder de decisão.

Nunca através de persuasão dos imensos aparelhos de convencimento, em massa, que são os arautos de uma filosofia de força.

Coartar a vida na terra, seja pelo delírio guerreiro ou pelo uso da pílula anticoncepcional, parece ser o desígnio que esconde em suas entranhas os princípios que acabariam levando à eutanásia e desta, um passo adiante, à eliminação dos doentes, débeis e aleijados.

Seria, portanto, a comunidade do futuro, erigida na crueldade da força bruta, que os "lebensraum" do nazismo permitiram perceber.

O regime de Esparta, finalmente, encontraria seu histórico porvir na introdução malévola, sinistra e fácil da pílula anticoncepcional.

Fácil, porque suas vítimas não têm condições de defesa, nem voto a exercer nas nossas curiosas paródias de eleições democráticas.

E os instrumentos inconscientes do crime, os pais, encontram, na teoria do conforto, motivação psicológica para a conivência com o pré-aborto.

E, logo, todo o processo, identificável em suas plataformas de hierarquia de alcance moral (assim), atingirá, pouco a pouco, os velhos incapacitados para trabalharem... e por causa, para reagirem; os doentes incuráveis, que só trazem transtorno para a sociedade... e despesas; e, por fim, mas *não por menos*... as minorias nacionais, raciais, políticas, religiosas... incômodas.

A hipocrisia das alegações de superpopulação não passa de fogo de barragem, da bênção que deverá se tornar a procriação livre, forja de gênios, poetas e assunção de novos níveis de felicidade.

A mesma técnica impotente, por suas diretrizes informativas ideológicas, que joga, nas vias de passagem, milhares de veículos congestionando as cidades e polui os ares e condena à fome milhões, acabará por erigir museus de fetos ao lado dos frigoríficos para preservar os cadáveres ricos para uma vida futura.

Ninguém, de bom senso, pode aceitar as teorias de que falecem condições para o desenvolvimento populacional. Trata-se, na verdade, de impedir o uso dos oceanos para depósito de resíduos nucleares e transformá-los em fonte de alimentação e energia; de voltar para a conquista do deserto os esforços dispendidos na conquista do espaço e, enfim, impedir as teorias que preconizam a sustação da vida.

> FT – O texto original do Professor Jacob Pinheiro Goldberg traz vários assuntos de profundo debate na contemporaneidade. Vejamos dois deles.
>
> De início, não se pode negar que a pílula anticoncepcional intensificou o grito de liberdade das mulheres, em prol de sua sexualidade, de sua autonomia e independência, com vistas à desejada igualdade de gênero. Medidas legais recentes têm seguido o mesmo caminho, no que diz respeito à sexualidade da mulher.

Dentre elas, merece destaque a recente Lei 14.443/2022, que alterou a anterior Lei 9.263/1996 (*Lei do Planejamento Familiar*), para determinar prazo para oferecimento de métodos e técnicas contraceptivas, e disciplinar condições para esterilização no âmbito do planejamento familiar previsto no Texto Maior (art. 226, § 7º, da Constituição da República).

Consoante o seu art. 9º, agora alterado, para o exercício do direito ao planejamento familiar, serão oferecidos todos os métodos e técnicas de concepção e contracepção cientificamente aceitos e que não coloquem em risco a vida e a saúde das pessoas, garantida a liberdade de opção. Por óbvio que a norma inclui a pílula anticoncepcional. Como duas modificações recentes, o seu § 1º estabelece que essa prescrição só poderá ocorrer mediante avaliação e acompanhamento clínico e com informação sobre os seus riscos, vantagens, desvantagens e eficácia. Além disso, como inovação festejada, a disponibilização de qualquer método e técnica de contracepção dar-se-á no prazo máximo de dias (§ 2º, incluído pela Lei 14.443/2022).

Em complemento, o art. 10 da *Lei do Planejamento Familiar* estabelece que somente é permitida a esterilização voluntária nas seguintes situações: *a)* em homens e mulheres com capacidade civil plena e maiores de vinte e um anos de idade ou, pelo menos, com dois filhos vivos, desde que observado o prazo mínimo de sessenta dias entre a manifestação da vontade e o ato cirúrgico, período no qual será propiciado à pessoa interessada acesso a serviço de regulação da fecundidade, inclusive aconselhamento por equipe multidisciplinar, com vistas a desencorajar a esterilização precoce; e *b)* risco à vida ou à saúde da mulher ou do futuro concepto, testemunhado em relatório escrito e assinado por dois médicos. É condição para que se realize a esterilização o registro de expressa manifestação da vontade em documento escrito e firmado, após a informação a respeito dos riscos da cirurgia, possíveis efeitos colaterais, dificuldades de sua reversão e opções de contracepção reversíveis existentes (§ 1º). A esterilização cirúrgica em mulher durante o período de parto será garantida à solicitante se observados o prazo mínimo de sessenta dias entre a manifestação da vontade e o parto e as devidas condições médicas (§ 2º).

Como uma das mais festejadas alterações, foi revogado pela norma de 2022 o § 5º do último preceito, que previa a necessidade de consentimento expresso de ambos os cônjuges para a esterilização efetivada na vigência da sociedade conjugal, entre pessoas casadas. Parte da doutrina jurídica, como era o meu caso, vinha defendendo a dispensa dessa autorização. Nesse sentido, a propósito, votei favoravelmente ao teor do Enunciado n. 646, aprovado na *IX Jornada de Direito Civil*, em 2022: "a exigência de autorização de cônjuges ou companheiros, para utilização de métodos contraceptivos invasivos, viola o direito à disposição do próprio corpo". O enunciado doutrinário foi aprovado antes do surgimento da lei.

Por outro lado, como segundo aspecto, não se pode negar que o discurso do controle da natalidade traz em seu conteúdo a hipocrisia e a impossibilidade de progresso de muitos países em desenvolvimento. Assim, medidas de controle coercitivo de natalidade devem ser sempre vistas com ressalvas, inclusive por serem, por vezes, meios de imposição de ideias totalitárias, racistas e autocráticas. O argumento de que os recursos são escassos – geralmente utilizados por juristas que seguem a linha da *análise econômica do Direito* – parece não resistir a duas deduções. A primeira é que não há escassez, mas má distribuição dos recursos e riquezas. A segunda diz respeito ao fato de que as novas tecnologias tendem a diminuir esse argumento.

A CONCENTRAÇÃO URBANA
– EQUACIONAMENTOS

> *"Numa época em que a Ciência pode modificar de tal forma a natureza que o mundo já é quase habitável, o homem não pode mais descrever-se como vítima, como objeto do mero ambiente desconhecido, porém com condições de determinação."*
> BERTOLD BRECHT

A moradia, em sentido vertical, nos grandes núcleos citadinos, de milhões de pessoas, provocou um desencontro entre o desenvolvimento regular da vida e a harmonia pessoal, interior; entre as demandas da expansão individual e sua afirmação, o trabalho, a comunicação social e o "stress" coletivo.

Somente uma urbanística servida, concomitantemente, pelas noções aprimoradas da Psicossociologia será capaz de enfrentar e vencer o abismo criado.

Os cogumelos, em forma de caixotes superpostos que são os apartamentos hodiernos, desaprovaram, literalmente.

A sensação crescente de solidão e pequenez abafa e atormenta o homem comum de forma insuportável.

Devem ser tomadas posições de renovação de perspectivas diante dos problemas surgidos, evitando seu agravamento ou perpetuação.

O surgimento de milhões de automóveis é uma das mais sensíveis alterações no *modus vivendi* de nosso século. Representou aumento na poluição do ar, causador de uma série infindável de doenças e transtornos, trânsito impeditivo da circulação, ocasionando distâncias de horas entre a residência e o trabalho.

Ora, essas questões precisam de um enfoque coletivista para serem dimensionadas.

Para isso, não podemos ficar adstritos a acanhadas proposituras individualistas – na indústria, comércio, trânsito – permitidas, até agora, num planeta que regurgita com os êxitos técnicos e o crescimento demográfico.

Uma das tarefas imediatas a serem empreendidas é o estudo da organização das HABITAÇÕES COLETIVAS – aproveitando-se a experiência dos quartéis e dos hotéis – que poderão facilitar a emancipação feminina, com objetiva assistência à infância, por intermédio de profissionais; abolição dos veículos individuais e uso indiscriminado do transporte coletivo; finalmente, a construção de combinados trabalho-habitação-diversão, localizando-se o Centro social.

Essas profundas transformações irão gerar, ainda, novos conceitos capazes de causar positivas repercussões sociais, dentre os quais um novo conceito do papel da mulher e da criança na comunidade e seu direito à plenitude da vida.

Caminhar-se-á para que a cidade seja o lugar do ser humano ao invés de seu refúgio, onde desfrutará as benesses existenciais e não marcação de passo até a morte.

> FT – O direito à moradia está previsto como um direito social e fundamental no art. 6º da Constituição Federal de 1988. Nos últimos anos, tem havido tentativas de mecanismos jurídicos para diminuir o problema da má distribuição de moradias no Brasil, sobretudo nas cidades.
>
> Dentre essa medidas, merece destaque a Lei da Regularização Fundiária Urbana, a recente Lei 13.465, de 11 de julho de 2017, que trouxe grandes impactos para os institutos jurídicos reais, relativos à propriedade. Em resumo, podemos destacar como suas principais inovações, muitas em prol da tutela da moradia: *a)* introdução do direito real de laje no rol do art. 1.225 do Código Civil; *b)* regulamentação do direito real

de laje nos arts. 1.510-A a 1.510-E da codificação material e também na Lei de Registros Públicos (Lei 6.015/1973); *c)* alteração dos requisitos para a usucapião urbana coletiva, tratada pelo Estatuto da Cidade; *d)* modificações no tratamento da usucapião extrajudicial ou administrativa, tornando-a possível juridicamente e sanando algumas dúvidas, o que já foi modificado posteriormente (alterações no art. 216-A da Lei de Registros Públicos, incluído pelo Código de Processo Civil de 2015); *e)* introdução de novas modalidades de condomínio: o condomínio de lotes e o condomínio urbano simples; *f)* regulamentação do sistema de arrecadação de bens vagos, para os casos de abandono do imóvel (art. 1.276 do Código Civil); *g)* revogação de todo o capítulo da Lei Minha Casa, Minha Vida (Lei 11.977/2009) relativo à regularização fundiária, alterando-se substancialmente a legitimação da posse e a usucapião extrajudicial dela decorrente; *h)* alterações de procedimentos relativos à alienação fiduciária em garantia de bens imóveis, protegendo mais o mercado, como ainda se verá; *i)* modificações na Medida Provisória 2.220, que trata da concessão especial de uso; *j)* modificação da Lei 9.636/1998, que regula a alienação de bens imóveis da união, facilitando-se a extinção da enfiteuse sobre terras da marinha, por meio da remição; *k)* introdução de políticas para Regularização Fundiária Urbana (REURB); e *l)* introdução no sistema jurídico do instituto da legitimação fundiária.

Cabe destacar que a Lei 13.465/2017 tem origem na Medida Provisória 759, de dezembro de 2016, representando uma conversão desta, tendo ambas, como conteúdo principal, a *regularização fundiária*, seja rural ou urbana. A norma emergente visou, mais uma vez, tentar resolver os graves problemas de distribuição da terra e do domínio que acometem o Brasil desde os primórdios de sua ocupação, após o seu "descobrimento" por Portugal. Tais problemas foram agravados pelo regime de sesmarias, pelo caos dominial decorrente do sistema de posses e pela Lei de Terras (Lei 601/1850), entre outros fatores.

Seja como for, a *saga jurídica* relativa à aquisição de imóveis populares ou por pessoas de baixa renda, no âmbito do Governo Federal, tem sido um capítulo à parte, que merece reflexão.

Em anos recentes, gerou muito impacto – social, jurídico e político – a *Lei Minha Casa, Minha Vida* (Lei 11.977/2009), aprovada em momento em que o País era gerido por um governo tido de *esquerda*. A norma tem vários problemas técnicos e de difícil superação.

Passadas as eleições, e assumindo um novo governo, dito de *direita*, o sistema anterior foi substituído pelo constante da Lei 14.118/2021, que instituiu o programa *Casa Verde e Amarela*. Apesar de parecer trazer novidades, na verdade, a nova norma reproduziu comandos que estavam previstos na legislação anterior, e com os mesmos problemas.

Passadas as novas eleições, e voltando ao poder o governo tido como de esquerda, mais uma vez, surge a *Lei Minha Casa, Minha Vida 2* (Lei 14.620/2023), com os mesmos – e até maiores – problemas técnicos das duas previsões anteriores.

Em verdade, o que me parece é uma necessidade política constante de se criar, em cada governo, um programa habitacional próprio, com uma nomenclatura que agrade a um determinado grupo, na linha de uma conhecida *guerra cultural* que é travada, sobretudo nos ambientes virtuais.

E com isso, havendo modificações ou não no texto, alteram-se as regras burocráticas ou mantêm-se problemas técnicos e inconstitucionalidades nos diplomas. Confusões, dúvidas e incertezas são geradas, afastando a propriedade, a necessária tutela da moradia e o domínio de uma desejada perpetuidade, tão comum aos institutos relacionados ao Direito das Coisas. Precisamos, nessa seara, de mais estabilidade jurídica e de menos guerra política.

CONCEITO

Os penetrantes mistérios desvendados, na Física, na natureza das coisas, não têm encontrado paralelismo no desenvolvimento e percepção da análise do homem e de sua interação social. O caos e a beligerância desordenam a sociedade, sob o embate de anquilosadas doutrinas políticas do século passado, cuja origem não faz jus à inteligência dos orientadores.

Este, pois, o principal desafio a ser enfrentado – Ajustar, cientificamente, o indivíduo e a sociedade para a grandiosa aventura do exercício da felicidade.

O direito que a Ética propicia, em determinados países, de condenação à morte, pelo menos poderia permitir intervenções cirúrgicas e audaciosas experiências de relacionamento – aproveitando a Biologia e a Psicologia –, o que seria mais consentâneo com a ordem natural.

Viciados, suicidas, degenerados e anormais devem proliferar ao lado da carnificina belicista ou teremos coerência para agir, diretamente, no organismo social?

Animais submetidos a complexos condicionantes de descargas elétricas comportam-se, ulteriormente, sem agressividade destruidora. O futuro nos reserva a transplantação, do laboratório para a comunidade, de todo o acervo dessas possibilidades.

A única indagação que nos intriga: será em proveito de alguns privilegiados, detentores do poder ou da sociedade no seu conjunto?

A primeira saída é a continuação do processo de guerra, miséria e dor, que vem assinalando o desenvolvimento da raça humana.

FT – Tem-se buscado, nos últimos anos, o afastamento do caos e da beligerância desordenada da sociedade, sob o manto do citado embate das superadas doutrinas políticas, dos séculos passados, sobretudo do eterno e já superado debate entre *direita* e *esquerda*, entre *conservadores* e *progressistas*, que não mais se justifica. Aliás, pela tão conhecida *teoria da ferradura*, as posições extremadas se encontram, com concordância, em seus finais.

É preciso superar esse dualismo e essa polarização, em busca da evolução técnica e científica e do bem-estar coletivo. A humanidade precisa superar essas discussões e evoluir. O Direito, como se sabe, tem como um de seus objetivos a almejada pacificação social, que deve ser um constante na mente dos juristas e dos seus aplicadores.

A UNIDADE TEMÁTICA

Não houve qualquer intenção de expor, neste trabalho, números ou mesmo posições filosóficas, em termos demonstrativos, de forma dogmática. Tratou-se, muito mais que o puro arrolamento de informações, normalmente à disposição de qualquer leitor interessado nas publicações especializadas, de uma tentativa de jogar com as abundantes, contraditórias e, por que não dizer, até tumultuadas facetas de uma realidade repulsiva e das perspectivas de sua superação.

Não importa, assim, para a aceitação de nossas teses, que dados estatísticos sejam ultrapassados pela vertiginosa e fluídica modificação societária.

A justaposição de problemas, tais como a degeneração da indústria farmacêutica, as implicações morais da indústria bélica e o desvirtuamento dos meios de divulgação, só pode aparentar arbítrio subjetivo para aqueles que estiverem desacostumados do pensamento dialético, presos aos princípios de lógica linear.

Se estamos diante de um painel confuso, qualquer penetração, em profundidade, pecaria pelo desacerto do conjunto – cuja denúncia foi o primordial objetivo do livro.

Quer-nos parecer sumamente útil que voltemos nossa análise e atenção para os problemas fundamentais que atingem o cerne da alienação, do desajuste contemporâneo, fruto conjuntural e histórico.

Na medida em que tomamos cada um de seus aspectos e procedemos à sua dissecação, iniciamos o processo de autenticidade que significa a recusa a qualquer preceito de mistificação.

Uma recente película cinematográfica inglesa que tomou, no vernáculo, a tradução de "Privilégio", com rara coragem e arte, mostra até que medida se superpõe o uso dos instrumentos da cultura para a exploração social.

Reverter, conscientemente, as posições do interesse das minorias, apartando-as, para a filosofia existencial, é o compromisso cultural de nossa época.

Em cada época, repete-se o desafio da Esfinge.

Em nossos dias, acompanhado pelo risco da destruição nuclear.

> FT – O trecho final do texto original escrito pelo Professor Jacob Pinheiro Goldberg revela, mais uma vez, uma enorme atualidade. Há, novamente, uma verdadeira *profetização* de acontecimentos e de tendências. Muitos dos problemas éticos que acometiam o mundo em 1968 se repetem em 2023, alguns deles até mesmo agravados pelas novas tecnologias. Não se pode negar, contudo, que elas propiciaram grandes avanços e saltos da Humanidade. De toda sorte, a missão do jurista é de sempre apontar os problemas e possíveis soluções, muito mais do que apenas comemorar os passos dados pela civilização. Com essa tentativa de atualização do livro, procuramos rever alguns problemas, demonstrar outros e dar um *toque jurídico* a esta grande obra, que deve ser conhecida pelas novas gerações.